安眠したい
あなたのための
やさしい睡眠講座

橋爪あき 著

セルバ出版

はじめに

私が本書を書いたわけ

私は、睡眠インストラクターとして、長年、睡眠についての知識を広める活動に携わってきました。なぜ、そのような活動を始めたかといえば、私自身が睡眠障害だったからです。発症してから、なんと40年もの間、それに気づくことなく、人生を送ってきました。読者の方は「なんで、医者に行かなかったのか！」と、あきれるかもしれませんが、その40年間、日本に睡眠医学という分野が確立していなかったのです。ですから、私の胃腸障害を睡眠負債のせいだと見破る医師など、どこにもいませんでした。

21世紀に入って、脳科学や時間生物学の研究が進むにつれ、日本でもようやく睡眠医学が取り入れられるようになりました。思えば、毎日、眠気と疲労感、倦怠感に苛まれ、理由のないイラつきや不快感に襲われ、己のパフォーマンスの低さに対して自己嫌悪に陥っていた私は、実は「睡眠不足症候群」「概日リズム睡眠・覚醒障害」だったのです。もし、あのとき、適切な睡眠医療があったなら、私の40年間は全く違っていただろうに・・・と正直、恨めしい気持ちになります。

こんなに怖いことはない！　睡眠というブラックホール

あなたは起きている間、しっかり意識がありますか？　もちろん、イエスと答えるでしょう。

しかし、夜、眠りに落ちれば、意識は消え失せ、眠っていた自分がどうしていたかを思い出すことはできません。記憶にないことは、なかったことと同様です。

平均寿命を考えれば、私たちは、なんと、30年近くも記憶にない世界で過ごしているわけです。

つまり、人生の3分の1は、ブラックホール！　この体の中に、預かり知らぬ真っ暗な世界があるということ、改めて考えてみれば、とても怖いことだと思いませんか⁉

ブラックホールに光を当ててください！

自分にとってはブラックホールである睡眠も、今や科学の力で謎が解き明かされつつあります。

それによると、睡眠は単なる休息ではなく、私たちの健康を維持し、日中のすべての行動や思考・感情を支える壮大な仕組みだということです。健康で幸福な生活を送りたいと思えば、もはや、ブラックホールを暗いままにしておくことはできません。

それでは、私たちはどうすればいいのでしょうか？

小手先のレシピでは問題は解決しない！

枕ジプシーという言葉をご存知ですか？　快眠を求めて、枕を試しまくり、押入れが枕で満杯なんて方はいませんか？　確かに、枕を変えて睡眠が改善される例はあります。しかし、どんなによい枕を使っても、夜更かしをしたり、生活時間が不規則だったりすれば、睡眠は全く改善しません。

ダイエットで様々なレシピを繰り返しては、リバウンドに苦しんでいるのと同じことです。小手先のレシピで変わるほど、睡眠はヤワではありません。睡眠には夜だけのことではなく、起床時から日中の過ごし方のすべてが関わっているのです。

大切なことは、睡眠の基本的知識を学び、「気づき」を得ることです。

本書の読み方、役立て方

とにかく、レシピを知りたいと急ぐ方もおいででしょうが、睡眠改善に魔法はありません。まず、睡眠の基本的知識を学び、眠りそのものに興味を持つことが必要です。

本書は、私の経験と研鑽から得た知識を、体験談やデータ、レシピも交えて平明に解説したものです。

1章では、日本の睡眠事情についてお伝えします。
2章では、睡眠負債によるトラブルを具体的に述べます。
3章では、睡眠負債と疾病リスクについて解説します。
4章では、睡眠の基本的メカニズムをやさしく説明します。
5章では、読者の方々の睡眠を診断します。
6章では、具体的な睡眠改善のレシピを時系列で示します。
7章では、Q＆Aで、皆さんの疑問にお答えします。

第6章の最後に睡眠日誌などの記入の仕方と実例を挙げています。

各章を順番通りに読めば、一番すんなりと記憶に入ると思いますが、読みたいところから読んでいっても構いません。とにかく、ゆっくり、気楽にお読みください。そうするうち、「なるほど。だから朝、起きられなかったのか!」「そうか、だから、寝付けないのか!」「わかった。じゃあ、こうしてみよう」などと思うようになります。

試行錯誤するうち、ブラックホールは次第に明るくなっていきます。こうなれば、放っておけば欠落していただろう人生の3分の1が、真にあなたのものになっていくでしょう。

睡眠に問題なしと思っている方も是非、手に取ってほしい!

本書を手に取ってくださった方は、どんな方でしょうか。

睡眠に悩みや不安のある方、健康に関心のある方、睡眠の情報を得たい方など色々だと思いますが、睡眠に問題なしと思っている方も是非読んでいただきたいのです。なぜなら、現代人は、ほぼすべての人が睡眠に何かしらの問題があると思われるからです。

また、今は健康であっても、人生では何が起こるかわかりません。睡眠障害や睡眠負債によるトラブルは決して対岸の火事ではないのです。

睡眠は心と体の健康を支える土台です。個人だけでなく、教育機関、保健・医療・セラピーに携わっている方、また会社の健康経営を考える方などにもお読みいただき、多くの人のお役に立つことを心から望みます。

「充実した1日を過ごせば、幸せに眠れる」

レオナルド・ダ・ヴィンチ

2020年7月

橋爪　あき

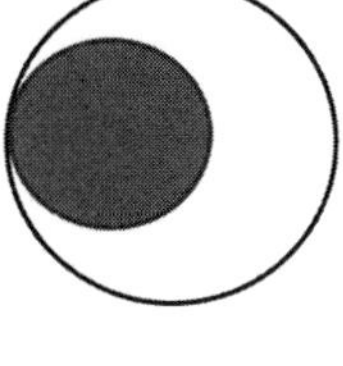

安眠したいあなたのためのやさしい睡眠講座　目次

第2章　あなたは睡眠についてどれだけ知っていますか

第3章　睡眠の役割と睡眠負債の及ぼすリスク

第4章　さあ、睡眠のしくみを学んでみよう！

第5章　あなたの睡眠を調べてみよう！

第6章　安眠のための24時間レシピ

第7章　Q&Aで睡眠の悩み・疑問を解決しよう!

第1章　そもそものはじめに睡眠の意識改革を！

日本の睡眠事情が先進国中最悪であることをご存知でしたか？　貧しい睡眠状況にあることを私は「貧眠」と名づけ、我が国を「貧眠国家」と呼ぶことにしました。

貧眠国家日本、恐るべき経済損失

日本の睡眠事情

損失額15兆円！　この数字は何だと思いますか？

これは、米国のシンクタンクのランド研究所が２０１６年に発表した日本の睡眠負債による経済損失額（１３８ビリオンドル）です。先進国の国際比較の数字で、最も多いのは米国ですが、ＧＤＰに対する割合で見ると、日本がＧＤＰ比２・92％を占め、世界最高となっています（図表１）。

睡眠負債とは、すでにご存じの方も多いと思いますが、睡眠不足が借金のように堆積し、様々な体調不良を起こす状態を言います。この負債によって、仕事のパフォーマンスが落ち、生産性が低下します。体調不良が疾病につながると、医療費も増え、休職や離職などの人的損失も発生します。そんな睡眠負債による経済損失で、日本が世界最悪ということ、これが、日本の睡眠事情です！

このことは国家を揺るがす一大事ですが、読者の方々はどうもピンとこないのが正直な感想ではないでしょうか。なぜかというと、「はじめに」でお話したように、睡眠がブラックホールだからです。つまり自分の睡眠がよくないことの自覚が難しく、睡眠負債で日中のパフォーマンスが落ちている

〔図表１　ランドのデータ〕

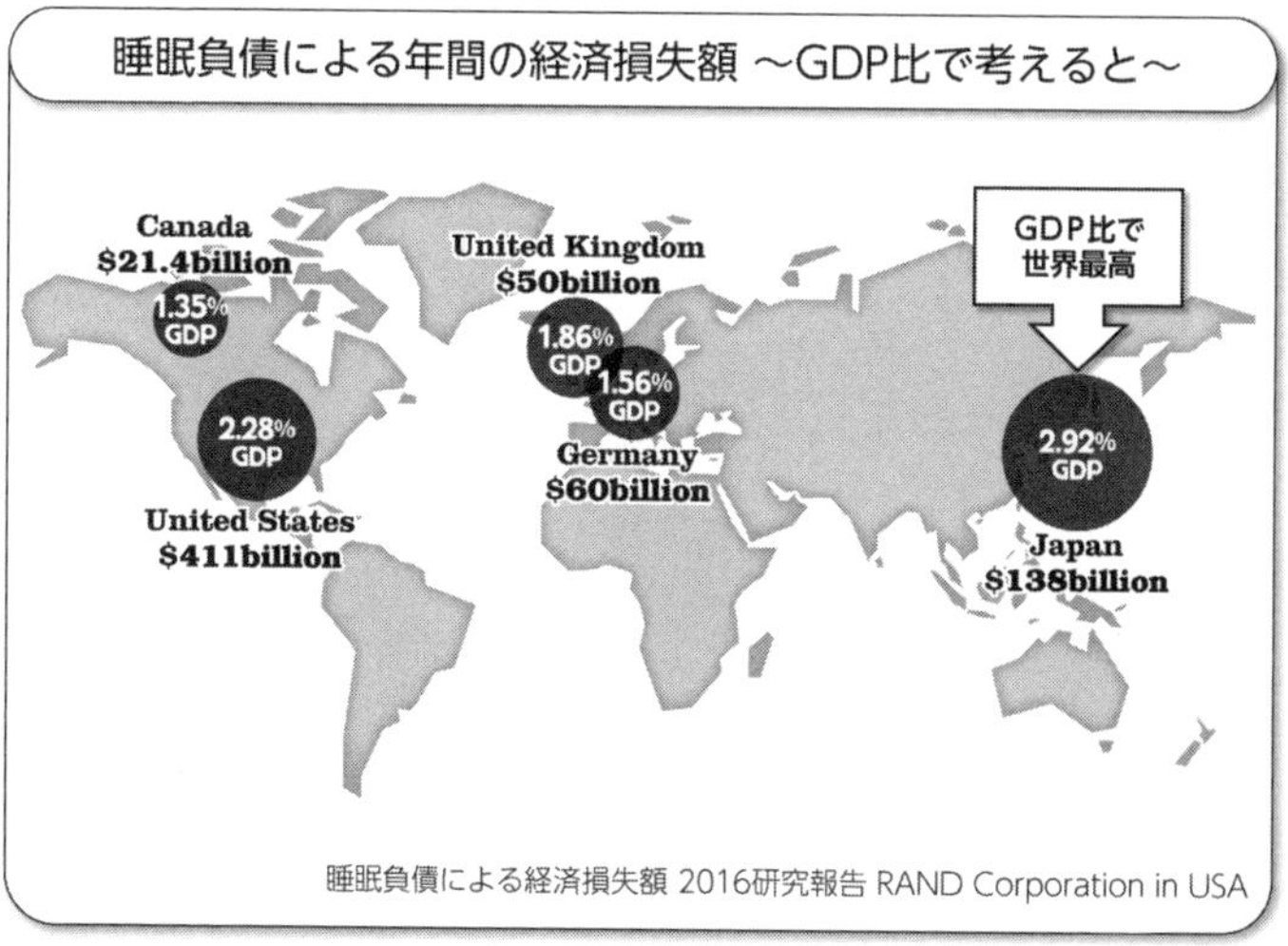

睡眠負債による経済損失額 2016研究報告 RAND Corporation in USA

のに、自分のパフォーマンスは、もともとそんなものだと習い性になっているのです。

体験談　生まれて初めて気づいたこと

健康食事会でご一緒したFさんは医療従事者でしたが、睡眠にはあまり関心を持っていませんでした。私は僭越ながら、その席で睡眠の話を挟ませてもらい、どんなによい食事をしても、睡眠に気をつけないとすべてチャラになってしまうのだと、皆さんに伝えました。

翌朝、Fさんからメールが届きました。「いつもは午前を回るまで、スマホをしていたけれど、昨夜、スマホを止めて早く寝たら、朝って、こんなに気持ちいいもんなんだ！　と、生まれて初めて感じた」とありました。そして「ずっと夜更かし人間だったのを反省して、睡眠について勉強します」と結んでいました。

私は、彼の謙虚な気持ちに嬉しくなると同時に、本当に気づきが大切だと感じたものです。

ことほど左様に、医療従事者でも睡眠に疎い人は、まだまだ多いと思います。それが、この膨大な経済損失の一因であることも事実でしょう。睡眠教育は子供や学生のためだけでなく、老若男女、すべての人に必要なのです。

あの時代は何だったのでしょう

世界一の短眠国家の日本

ランドの発表に、睡眠研究者は今更驚かなかったと思います。なぜなら、日本はずっと世界一の短眠国家だからです（図表2）。

1993年（平成5年）の終わり頃、日本の株式価値総額は、ピーク時の59％にまで減少しました。いわゆる「バブル経済の崩壊」です。読者の方には、その時代を知らない方もいることでしょう。以来、日本の経済は長い長い低迷に陥るのですが、それが睡眠と何の関係が？　と思うかもしれません。

しかし、人生の3分の1、およそ、30年間もの長き眠りの時間が、経済、つまり私たちの暮らし方と関わりがないはずがありません。戦後の経済復興～バブル時代～バブル崩壊から現在に至る間

〔図表２　ＯＥＣＤ睡眠字時間比較〕

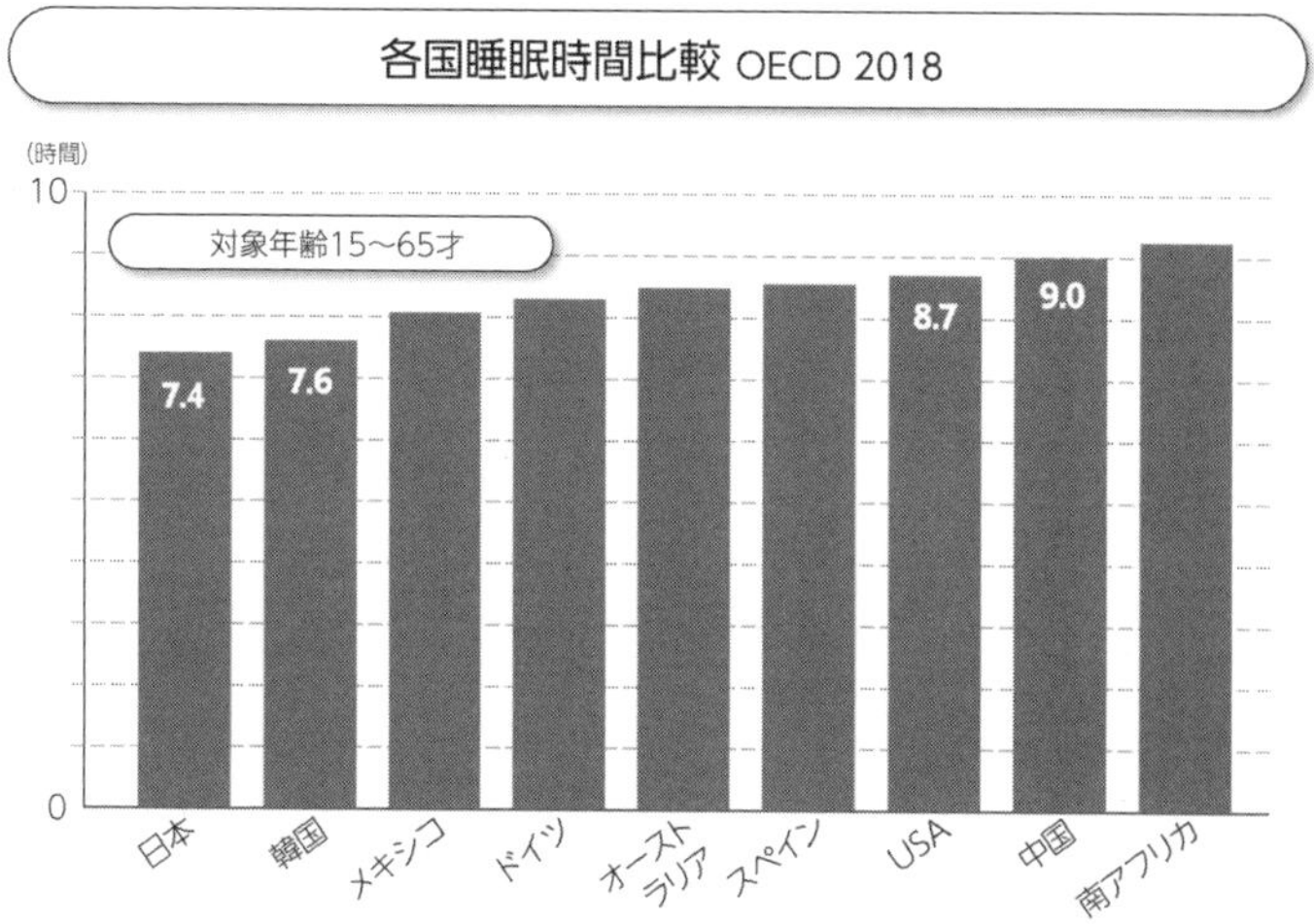

に、日本人の眠りは変化しました。

　バブル時代、それまで早寝早起きだった日本人は、豹変しました。日中、ガムシャラに働き、夜は稼ぎを派手に使って、深夜まで楽しむという一億総躁状態に身を投じたのです。「眠る時間なんてもったいない！　その分、仕事や遊びに使わなきゃ！」というわけで、睡眠は削られる一方。24時間、働けますか？（はい、働けますとも！）こんな懐かしいフレーズをご記憶の方も多いように、だれも睡眠の重要性を理解しなかったのです。それにしても、あの空騒ぎは何だったのでしょう。バブルが崩壊して、そこに残ったものは、莫大な経済的負債と・・・そして深刻な「睡眠負債」でした。

　バブル祭りの後、静かになった日本人の睡眠負債は解消されるかに思われましたが、そうは問屋が卸さなかった。不況によるリストラや企業の構造改革で、多くの勤労者が、そのしわ寄せに苦しむことになります。また、情報社会の到来が、片時も私たちを休ませてくれないことになりました。はたして、日本人の睡眠時間はどんどん短くなり、世界一の短眠国家を更新し続けます。過労死（なんと、国際語です）・ブラック企業・勤労者のうつ病や自殺と言った言葉が社会を駆け巡りました。普通なら元気いっぱいの児童たちでさえ午前中から「眠いよ〜」と訴える状況になってしまったのです。

それでも日本人は勤勉を信仰し、残業も我慢し、周囲を気遣うストレスにも耐えてきました。そして、ついに睡眠負債が生活習慣病のリスクを高め、不眠などの睡眠障害を引き起こし、うつ病・自殺・ひきこもりなどにも繋がる大問題となったのです。

もう24時間は働けない！

睡眠改善は難しい現状

２０１４年、長年にわたる睡眠研究者や医師たちの広報活動の甲斐があって、厚労省が「健康づくりの睡眠指針、十二か条」を発表しました。睡眠を削って働くことはすごいといったショートスリーパー信仰や、徹夜礼賛は否定され、睡眠を大切にすれば、パフォーマンスやＱＯＬが上がるということが常識になりつつあります。

現在、働き方改革、健康経営など勤労者の休養と健康を考える対策が実施されるようになりましたが、余裕のある一部の大企業を除いて、中小や個人の営業体には対策を実行するのは無理な話でしょう。首都圏では通勤時間が睡眠時間を圧迫しており、1日の生活の時間配分をどうするかという個人的な問題まで対策を広げない限り、実際の睡眠改善は難しいでしょう。しかし、だからこそ、1人ひとりが睡眠の重要性を学び、自分の睡眠を顧みなければならないと思います。

日本人の睡眠常識は海外の非常識

居眠りに甘いのも日本

外国人たちと、日本人の睡眠について話したことがありますが、皆、日本人の睡眠習慣にびっくりしていたものです。フランス人が驚いたのは、日本人の睡眠時間の短さ。フランスでは8時間は眠るのが常識とのこと。イギリス人は、日本人はどうして終電間際まで飲んで、睡眠時間を削るのかと。一方、アメリカ人は日本人の寝室の狭さに同情し、暑さには慣れっこのラオス人は、東京の夏は地獄だと言い、だのに誰も昼寝をしないのは我慢強すぎると。台湾人は、せめて小中学生は昼寝タイムをとるべきだと、眠気に苛まれている日本の生徒たちをかわいそうに思っていたようです。

そして皆が異口同音に言うには、電車の中で眠っている人がとても多いこと。これは治安がいいせいもあろうが、やはり睡眠不足のせいではないかと分析していました。そして、彼らが信じられないと思うことは、車内で眠っていても、降りる駅になると、パッと目ざめて下車できる技だそうです。

ギリシャの文化人類学者、B・シテーガ氏は、日本の国会での議員の居眠りや学生の授業中の居眠りについて述べていて、「外国ではとんでもないことなのに、日本では周囲が大目に見ている。日本は「居眠り」に甘い国だ」と言っています。みなさんの会社の会議などではいかがでしょうか？

断眠実験の恐ろしさ

死に至ることもある

ここまで日本の睡眠事情が悪いことを問題視してきましたが、そもそも「眠らないとどうなってしまうのか」素朴な疑問が沸きませんか？

ネズミによる断眠実験では、ネズミはやせていき、体毛が抜け落ち、2週間後には死んでしまったそうです。では、人間ではどうなるのでしょう？

人間の断眠実験は、60年代にアメリカで行われましたが、実験は11日間で終了となりました。理由は、被験者に異常が現れたからです。言葉や記憶、運動に明らかな障害が現れ、さらに、幻覚や妄想まで出現する事態となりました。人間の場合は、ネズミのようにすぐ死ぬとは思われませんが、眠らないことで体に様々な異常が起きれば、疾病に繋がります。つまり、睡眠の役割がはたされなければ、究極、死に至ることもあるのです。

体験談　睡眠負債で、危うく死に直面！

友人のＫさんは、バブル時代、世界中に名を轟かせたジャパニーズ商社マンとして活躍しましたが、もっとも犠牲にしたのは睡眠だったと言います。当時は取引先の接待で深夜まで飲み歩くのが常識でした。それが終わると、今度は同窓の仲間と合流し、午前様は日常茶飯事。そんな生活を続けていると、仲間６人のうち、なんと４人が60歳を前に死亡。皆、心筋梗塞などの循環器系の病でした。

彼らの睡眠不足は、積もり積もって大きな「睡眠負債」となり、ついに重篤な病に繋がったのです。Ｋさんの場合は、重度の糖尿病になり、生死の境を何度もさ迷うことになりました。

幸い、Ｋさんは生還しましたが、それは、お母様の手づくりの健康食と十分な睡眠のおかげだったそうです。今、Ｋさんは、第二の人生を健康指導の仕事に捧げています。

睡眠負債は大事故を引き起こす！

ヒューマンエラーによる事故が大半

睡眠負債の怖さは、病気に限ったことではありません。負債によってパフォーマンスが低下し、注意力や集中力が欠如すると、作業ミスや事故を引き起こします。

もっとも重大な事故は、70年代に起こった米国のスリーマイル島の原発事故、80年代のチェルノブイリ原発事故、スペースシャトルチャレンジャー号の爆発事故などがあり、エンジニアや作業員の長時間労働と睡眠不足が一因とされています。

また、石油タンカーのエクソンバルデス号の座礁は航海士の居眠りが原因とされ、石油による海水汚染が大問題となりました。

これらは代表的な大事故ですが、世界中の事故をチェックすれば、ヒューマンエラーによるものは枚挙にいとまがありません。日本においても、２０１１年に起きた東名高速での玉突き事故が思い出されますが、現在に至るまで居眠り運転による事故は日常茶飯事です。

あらゆるところで起こるヒヤリハットのリスク

＊ヒヤリハットとは、重大な事故には至らなくても、ヒヤリとしたり、ハッとしたりする状況になることをいいます。

睡眠負債がヒヤリハットを呼び込む

乗り物の事故と言えば、航空機の事故も疲労・睡眠不足が原因となるものはたくさん起こっています。特にパイロットは時差ボケがパフォーマンスの低下に大きな影響を及ぼします。そして、時差ボケといえば、夜勤やシフト勤務に携わるガードマン・看護師・医師も思い浮かびます。特に看護師や医師は、人命を預かる職種だけに、ヒヤリハットの未然防止に睡眠が大きなカギとなります。医療機関の組織的な防止対策が急がれます。

〔図表3　睡眠の負のスパイラル〕

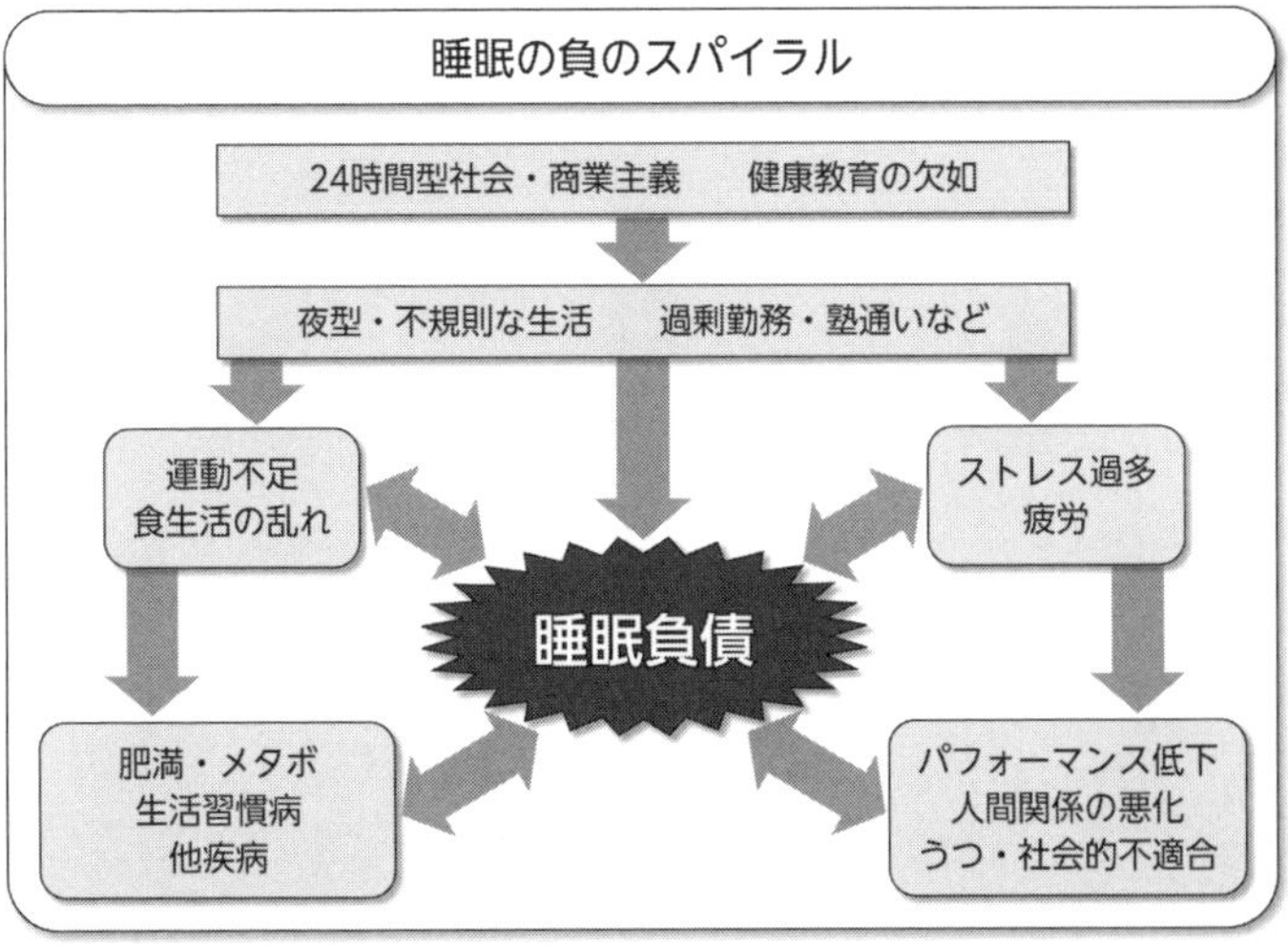

一方、工事現場や工場などはもちろんのこと、普通の事務職においても、ヒヤリハットはだれしも一度は経験しているでしょう。睡眠不足で感覚が鈍化すると、キーボードの手先が狂ってあわや大量の誤発注ということも。また、保育や介護の現場でも、ちょっとの眠気で目を離したすきに・・・などという恐れがあります。

睡眠負債は、ヒヤリハットを呼び込み、不幸にも、その先に繋がるリスクを孕んでいるのです（図表3）。

貧眠の一番の犠牲者はだれ？

一番短眠を強いられているのは日本の女性

ＯＥＣＤ世界主要28か国の男女睡眠調査の中で一番短眠を強いられているのは？　それ

〔図表４　平均睡眠時間が６時間を切る割合〕

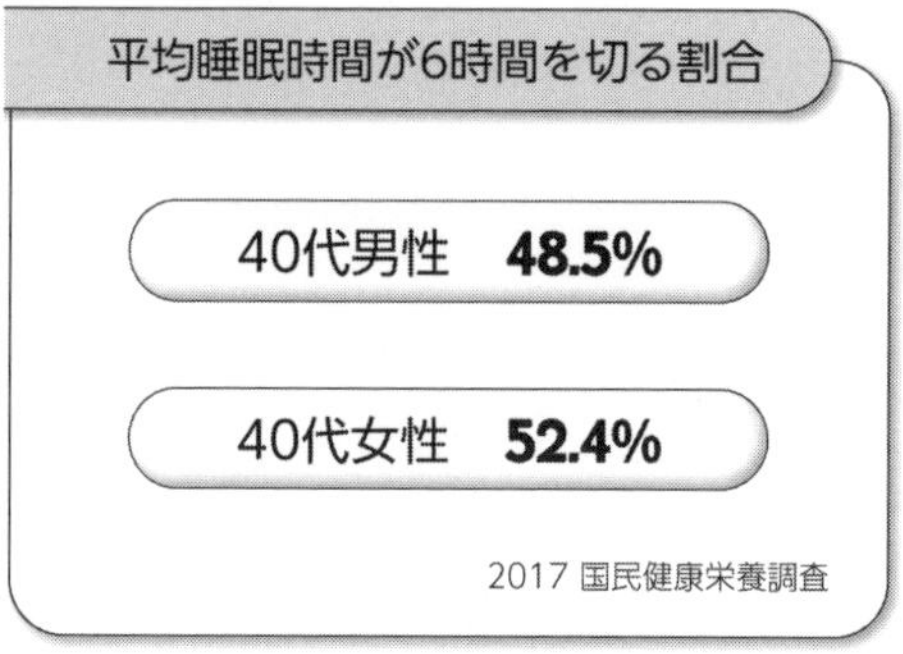
平均睡眠時間が6時間を切る割合
40代男性　48.5%
40代女性　52.4%
2017 国民健康栄養調査

は日本の女性です。

国民生活栄養調査（２０１７）によると、特に40代の日本女性の睡眠は驚くほど短く、調査対象の52％が6時間を切っています。民間の様々なデータでも同様です（図表４）。

試しに、周りの働くママたちに睡眠時間を聞いてみればわかると思います。その理由は、仕事と育児の両立が難しい社会だからです。保育園の待機児童問題に始まり、ワーキングママたちへの職場のハラスメントなど、とても先進国とは思えない状況です。更に仕事と育児に加え、親の面倒や介護までも引き受けざるをえない女性も少なくありません。

「とにかく眠りたい」とため息をつく方をたくさん見てきましたが、彼女たちを苦しめる理由は他にもあります。もっとも頼りにすべき夫の家事負担率が世界一低いという現状！日本はまだまだ男性上位社会だと言わざるを得ません。

最近は、妻の育児を助けるために退社しようとする若い夫が、上司に睨まれるという話も聞きました。男女間、世代間の意識の違いが、睡眠に影響しているわけです。簡単に解決

〔図表５　男性の家事育児関連時間〕

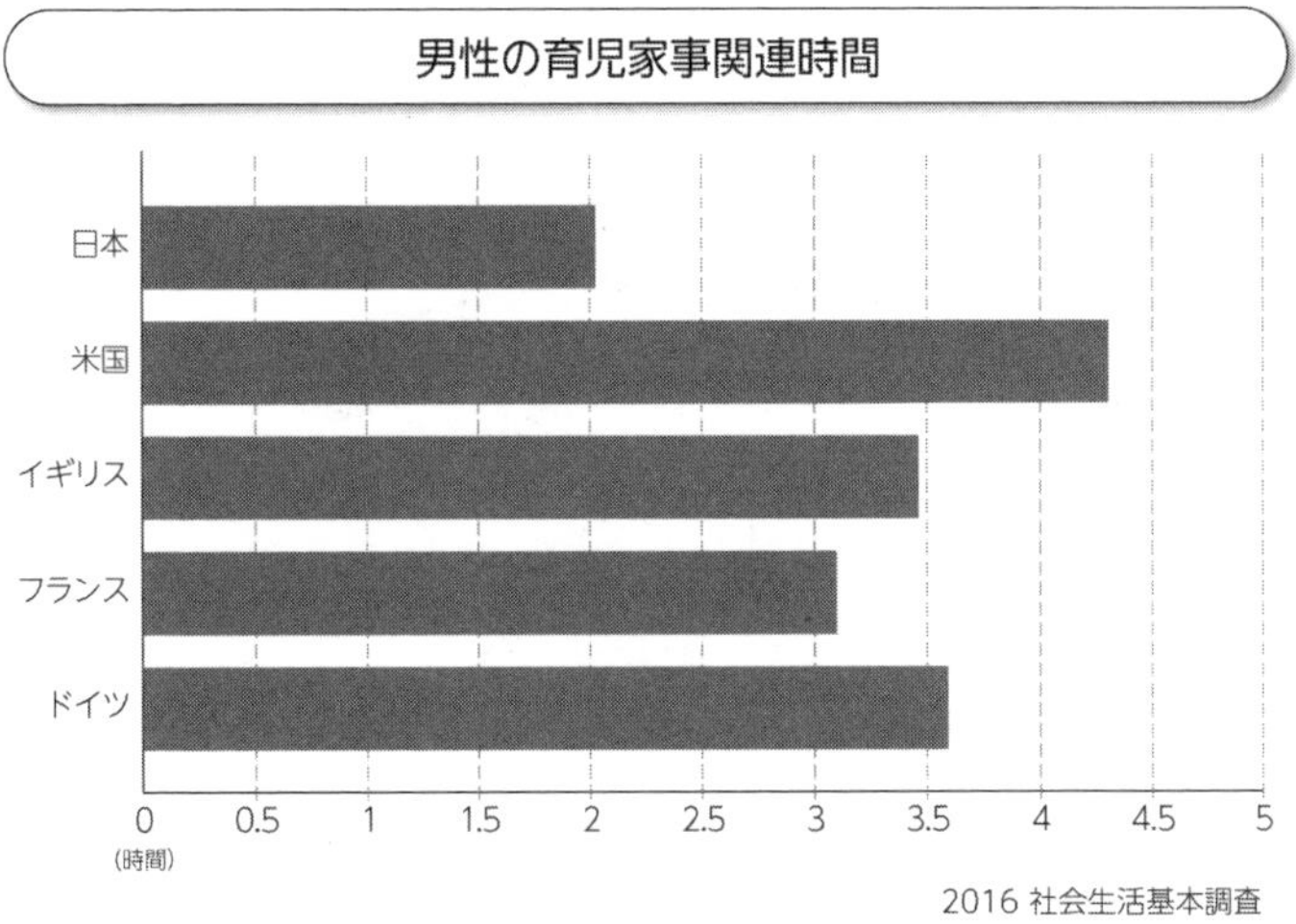

する問題ではありませんが、40代は生活習慣病の素ができてくる時期。何とか対策を講じなくてはなりません（図表５）。

そして、何よりも深刻な問題は、日本の未来を担う子供たちの睡眠が危ういことです。子供の睡眠が傷つくことは、子供の能力や健全な身体が損なわれることなのです。

日本の幼児から中高生に至るまでの睡眠時間は、大人と同様に先進国中最も短くなっています。２０１７年のある大学の調査で午後10時以降に就寝する幼児が30％もおり、食事や入浴などの生活時間が後倒しになっています。これはワーキングマザーが増えたことも一因と思われます。実際、母親が仕事を終え、園児を迎えに行き、帰宅してからを想像すると、こうした後倒しを責めるわけにはいかず、やはり、政治や社会の取り組みが必要なところです。

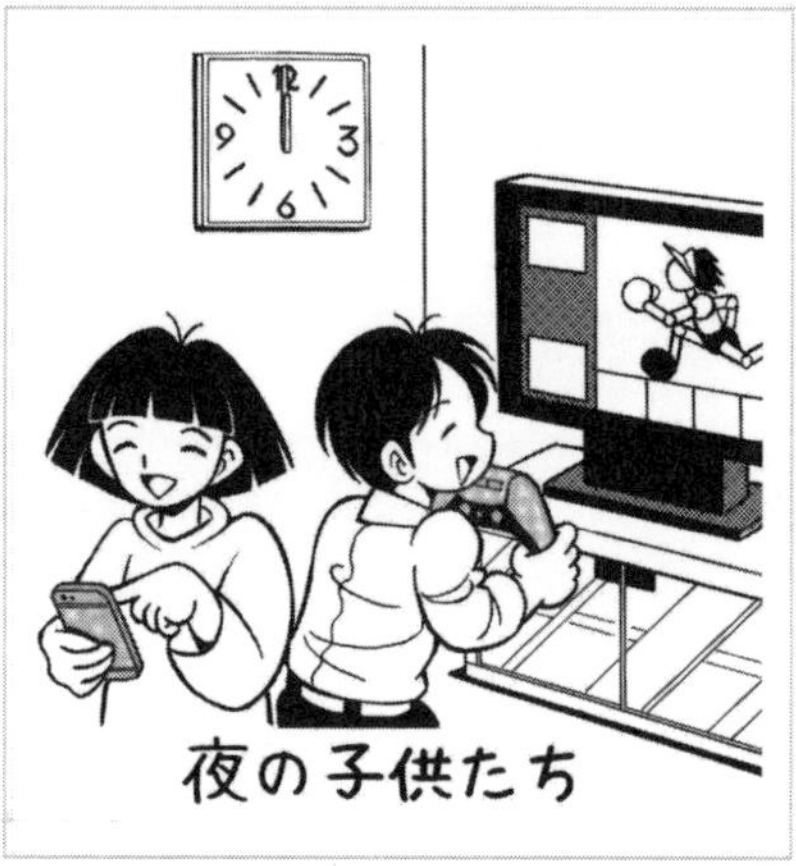

また、親が夜型であること、子供がスマホやゲームに夢中であることも原因となっていますが、最も問題なのは遅寝幼児の親の55％が、自分の子供の睡眠は良好だと思っていることです。これこそ、睡眠知識の欠如によるもので、睡眠教育の必要性を痛感させられます。

こうした状況では、親の言うことを聞かなくなる思春期は夜更かしが定着し、ひどいケースではひきこもりや社会的不適合に発展していく危険性を孕んでいるのです。

政財界の大人たちが、あれこれと日本の未来を憂いていますが、子供の側からの視点で捉えている人はどれだけいるでしょうか？

大人の貧眠に対する自覚なしに、子供の睡眠が改善されることはありえないでしょう。

以上が日本の睡眠事情ですが、それと自分の睡眠は別問題だと決して思わないでください。より広い視野で睡眠を見ることによって、自分の睡眠をより深くとらえることができるのです。

第2章

あなたは睡眠について
どれだけ知っていますか

切羽つまってませんか？　あなたの睡眠

「ま、いっか症候群」

前章で見たように、だれが何といおうと、私たち日本人は貧眠状態にあります。ある民間調査では、働く人の6〜7割は睡眠に不満を抱いていると回答しており、睡眠不足によるパフォーマンスの低下を感じている人が、アンケート対象者のなんと85％に上っています。

この結果は、当然、困ったことですが、ある意味でいいことも見てとれるのです。それは、人々が自分の睡眠を気にし出した証でもあるからです。実際、国民生活基礎調査によると、2016年ごろから、少しばかり睡眠時間が増え、早く就寝する人も多くなったようです。けれども、肝心な睡眠問題解決には、なかなか至っていないと推測します。やはり睡眠がブラックホールであるために、自覚が持てず、「ま、いっか」と放置してしまう傾向があるからでしょう。

睡眠負債の堆積は、ちょうど、沈黙の臓器と呼ばれる肝臓や膵臓の病気の進行と似ています。気づいたときには重大な病に罹っていて、もう手遅れということが睡眠負債でも起こりうるからです。あなたも、「ま、いっか症候群」になっていませんか。

全国の成人7800余人に不眠の調査を行った（2014年　MSDと久留米大学内村教授調べ）結果で、明らかに不眠の疑いがある者の割合は40％に上りました。しかし、その中の6割が不眠の

〔図表６　不眠に関する調査〕

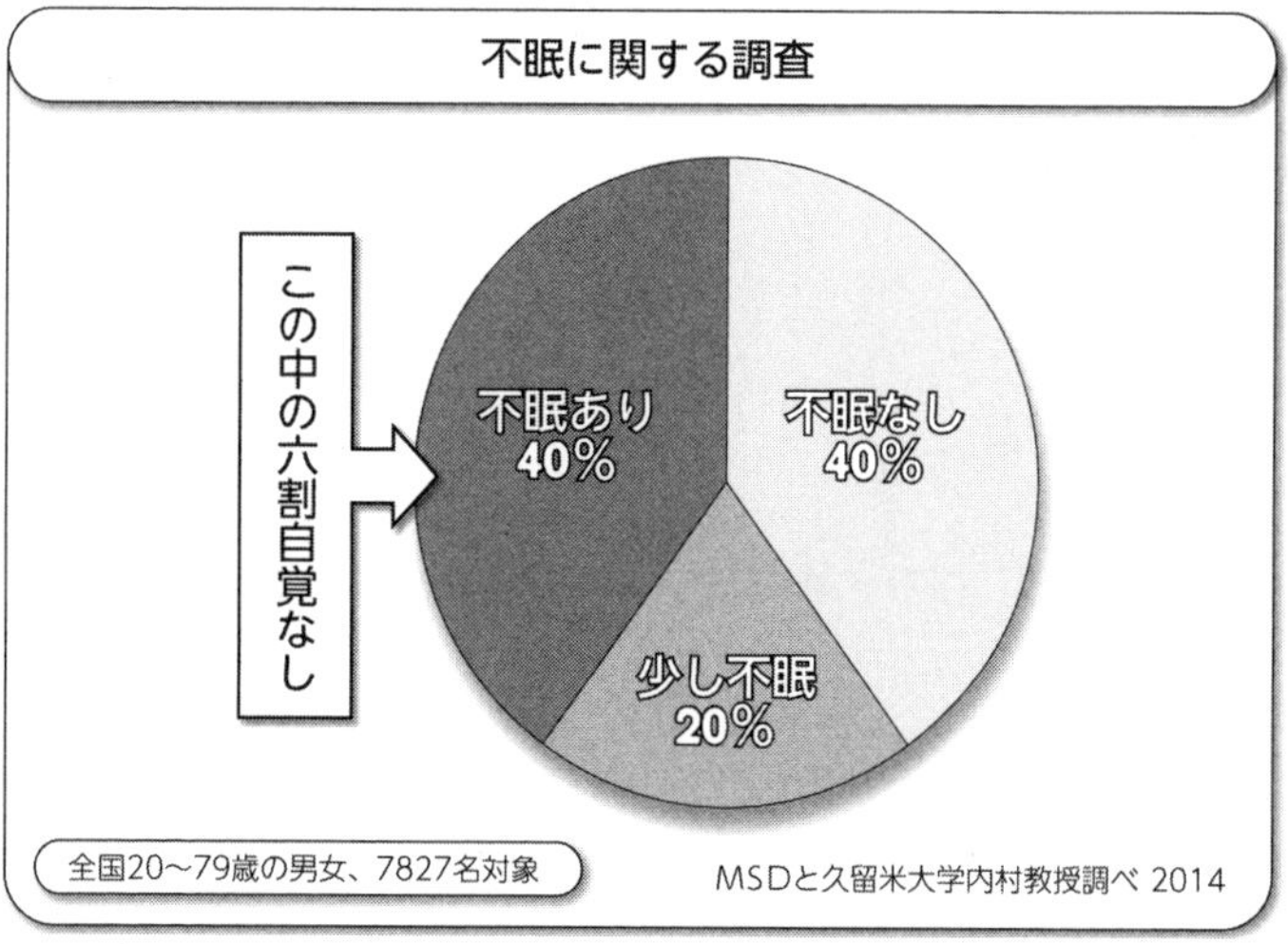

自覚がなく、不眠とわかっている者でも、７割が医療機関を受診していませんでした。まさに自覚の低さ、「ま、いっか症候群」の蔓延です（図表６）。

さらに、このデータでは、不眠の疑いがある者の９割に生活習慣が悪いことが指摘されています。このように生活習慣の悪さに無自覚で、不眠状態だが、積極的に改善しようとしない者を睡眠改善委員会（睡眠の専門家による睡眠改善サイト）では「かくれ不眠」と名づけています。かくれ不眠は医療を受けるほどではない段階ですが、放置すると、睡眠障害や睡眠負債による疾病に繋がるリスクがあります。

かくれ不眠のうちはセルフケアで生活改善できるので、とにかく気づきと学びを急がねばなりません。

睡眠不足？　それを知るバロメータは

睡眠不足とは

睡眠不足とは、睡眠時間の不足だけを言うのではありません。睡眠の質も非常に大事です。8時間も9時間も眠っていても、睡眠の質が悪ければ、睡眠不足になります。反対に5、6時間しか眠っていなくても、日中、眠気に困ることなく活動できるなら、睡眠不足ではありません。

以前は、8時間寝るべきだと言われていましたが、現在はそうではないと睡眠研究者たちが伝えています。睡眠時間や睡眠の質には、遺伝子による生来のタイプがあります。ただし、それは絶対的なものではなく、環境によっても変化します。何時間ぐらい眠ればスッキリ起きられ、日中しっかり活動できるかは、人それぞれなのです。

しかし、そんな個人差はあるものの、世界中のほとんどの人が7～8時間の睡眠がちょうどいいと感じているそうです。皆さんも、いつも6時間ぐらいで眠気をこらえて起きるたびに、あと、ワンクール寝られればいいなあと思っていませんか。

自分の眠りを体感として顧みる

昨夜、睡眠が足りていたかどうかは、実際のところ、わかりません。「私はちゃんと眠れてますよ。

朝、すっきり目覚めるし」と胸を張る方がいますが、朝、よく寝たと感じても、午前中から眠気に襲われれば、立派な睡眠不足です。

「寝つきは抜群ですよ。だって、毎日バタンキューですから」と豪語する方もいます。しかし、毎日バタンキューは日頃の睡眠がよほど足りていない証拠です。こうした思い込みが睡眠負債の始まりです。

昨夜、よく眠れたかどうかは正確には脳波を検査しないとわかりません。最近は睡眠アプリでチェックできますが、アプリはあくまでもアルゴリズムにすぎず、アプリの品質もピンからキリまで。それよりまず、基本的な知識を頭にインプットして、自分の眠りを体感として顧みる必要があります。

睡眠不足がすぐわかる　眠気のチェック

眠気の種類

睡眠不足であったかどうかは、日中の眠気という形で現れます。眠気にはどんな現れ方があるか、それを見ることが睡眠状態を知る第一の手がかりです。

眠気の種類を見てみましょう。あなたは、どんな眠気に悩んでいますか？

・朝からあくびの連発：これは、すぐ睡眠不足だとわかります。
・午前中から眠気が強い：睡眠不足です。きちんと眠れていれば、午前中は眠くなりません。
・午後の眠気がとても強い：午後2時～3時頃の眠気は昼の眠気リズムによる自然な生理現象ですが、睡眠不足だと、眠気が非常に強くなります。その時間帯に会議や儀式があれば、苦しい事態になります。
・夕方、眠気が来る：夕方は体温が上がり、活動的になる時間帯なので、ここで眠い場合は午前からの疲れがかなり大きいと考えられます。また、問題なのは、夜更かしのため、昼の眠気リズムがずれ込んでいるケースです。
・夕食後、ソファーで寝落ち：これも前項と同様ですが、中高年では頻繁になるようです。ここで長く寝てしまうと、その後、いつもの時間に寝床に入ったとき、寝付けなくなります。

どうでしたか。すでにチェックの入った方もいるのでは？　いずれも、改善が必要ですが、大方の人は放置してしまいます。仕事中はあれほど眠かったのに、仕事が終われば、勇んで居酒屋に。眠くなっていたのに、つい、スマホを覗いたばかりに夜更かしに。眠気は、体に必要だから出てきたのであって、無視されれば、負債となるしかありません。睡眠負債をつくらないためには、日中の眠気を常に気にして、適切な休息や昼寝で手当てし、夜はきちんと就寝することが大事です（詳しくは第6章参照）。

まさに蟻地獄！　睡眠の負のスパイラル

睡眠は日中の生活と循環している

快眠を得るためには、夜の眠り方さえ改善すればいいと思っている人は多くいますが、それは大間違いです。睡眠は、日中の生活と循環しているもの。だから、「昼が悪けりゃ、夜も悪い。夜が悪けりゃ、昼も悪い」となるわけです。

例えば、あなたが仕事上のストレスを抱えて悶々とし、ようやく眠りについたとします。すると、睡眠の役割「メンタルケア」が働き、翌朝は心が少し軽くなります。ふと、問題の解決法が浮かぶ場合もあります。しかし、寝つくことができずに睡眠不足になった場合、ストレスが十分解消できないので、翌日も眠れなくなります。これが繰り返されると、負のスパイラルができあがり、睡眠負債は大きくなります。

夜更かし肥満

運動不足も負の連鎖をつくりやすいものです。体は、適度に使って疲労しないと、深く眠れません。運動不足で貧眠になると、日中に眠気やだるさがおこり、運動する気力はますますなくなります。そして負の睡眠連鎖がつくられます。

〔図表7　睡眠不足の悪循環〕

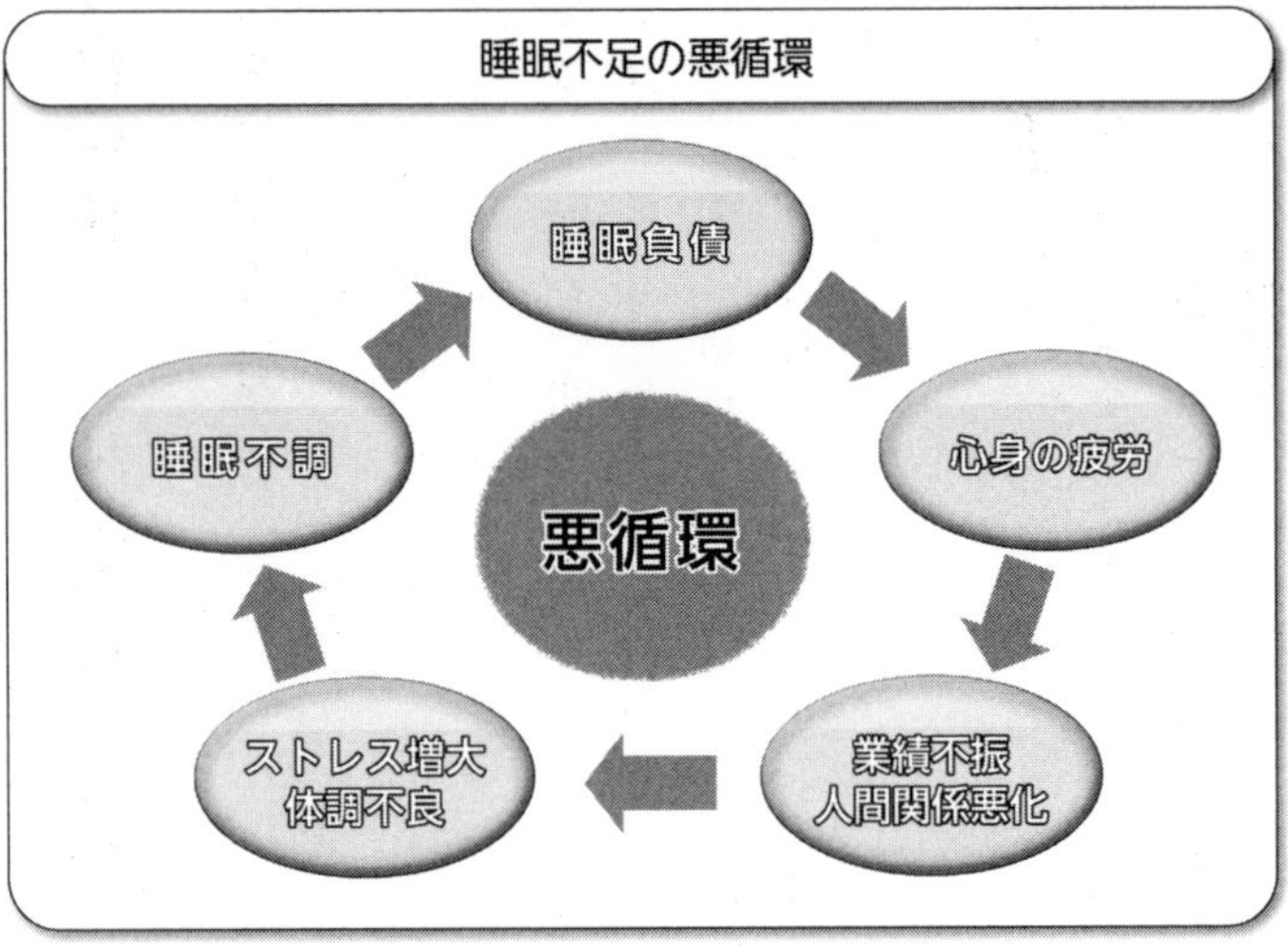

また、「夜更かし肥満」（第3章参照）の人は、運動不足と肥満が重なり、二重の負のスパイラルが睡眠負債を増大させます（図表7）。

体験談　ゲーム中毒の負の連鎖

Nさんは若干20代にして、起業。あるとき、大きな仕事が舞い込み、嬉しくはあるものの、ストレスが重くのしかかりました。ストレス解消に夜のスマホゲームをするようになります。はじめは楽しくて、スッキリしたかに思えましたが、次第に熱中するようになって睡眠不足に。

そのうち、仕事に支障が出ます。当然、ストレスが倍増し、ますますゲームに埋没。ゲームをしないと眠れなくなってしまったのです。ついに貧眠から体調を崩し、入院するはめに。以来、夜のゲームは禁止だそうです。

程度の差こそあれ、負のスパイラルは、あなたにも起こっているのでは？

睡眠負債の前哨戦　７つの落とし穴

睡眠不足のサイン

睡眠不足のサインは、眠気だけではありません。実はいろいろな症状が睡眠不足のサインとなっています。なぜなら、睡眠は「睡眠活動」と言いうるほど、様々な体の機能と関係しているからです。そのことに気づかない限り、あなたは睡眠負債からは解放されません。気づきがないと、いつのまにか落とし穴に落ち、おそらく落ちていることすら気づきません。さあ、あなたはどうでしょうか？

■第１の落とし穴　眠らないと、鈍い人になる

「疲れちょると思案がどうしても滅入る。よう寝足ると猛然と自信がわく」と言ったのは、あの坂本龍馬です。

睡眠不足では、日中の活動の能率が大幅に落ちます。こんな症状はありませんか？

・だるい、頭が重い、ボーっとする
・テキパキできない、何事をするにもめんどうだ
・集中力や注意力がない

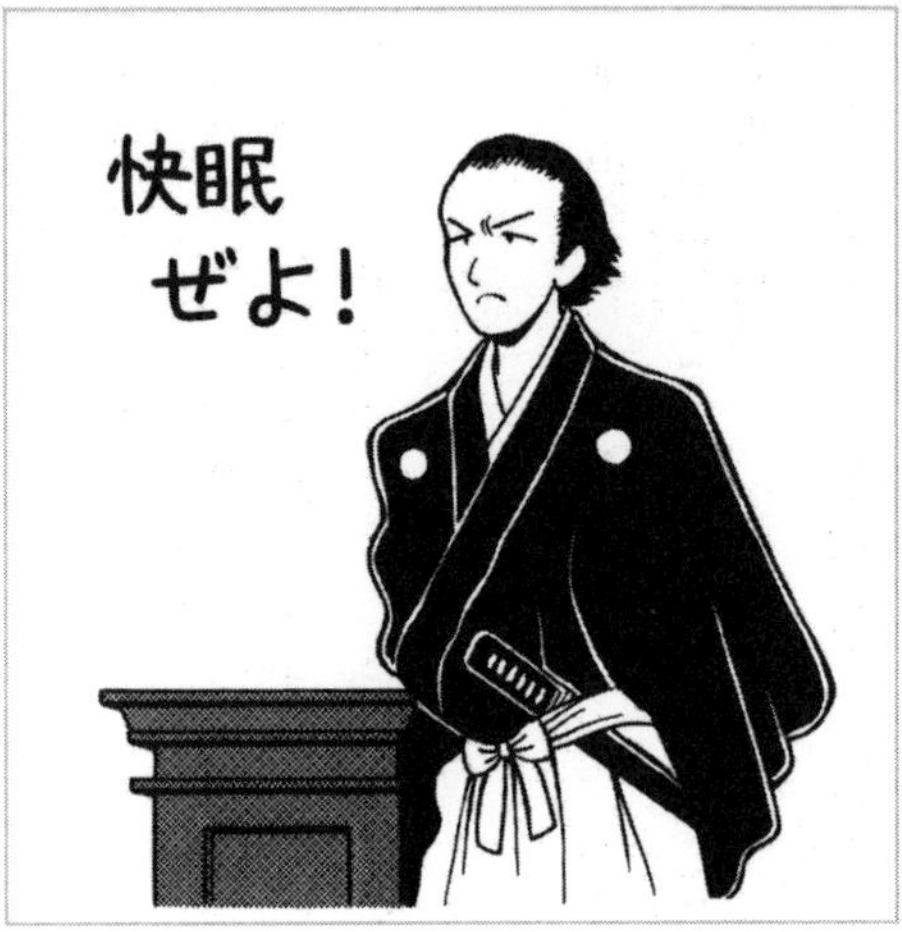

この程度はよくあることなので、何となく「調子悪いな〜」ぐらいでスルーしてしまいます。

しかし、毎日、スルーするうち、マヒしてしまい、そんな不調状態が習い性になると問題です。仕事場では、周囲から「悪い奴じゃないけど、使えないなあ」などと噂されているかもしれないし、学生なら、学業成績やスポーツでよい結果が出ず、自己嫌悪に陥っているかもしれません。家庭でも親がこのようだと、子供たちはたまりません。

普通の人は、それでも何とか通るかもしれませんが、スポーツ選手では、たった1日の睡眠不足が、即、試合に響きます。寝具会社の広告塔が必ずスポーツ選手であることの意味がわかります。けれども、日本のスポーツ界には、睡眠を削ってでも練習を強いる指導者がまだまだいるらしく、残念なことです。

このような不調は体だけではなく、脳にも起こります。現代はＯＡ機器やＳＮＳと接しない日は1日とてないでしょう。オフィスワーカーとなれば、脳はフル回転どころかオーバーヒート寸前。

ここで覚えてほしいことは、脳は睡眠中しかクールダウンできないということです。だから、睡眠不足で脳疲労を十分取り去れないと、頭の働きが鈍るわけです。

こんなことはありませんか？

・情報処理が進まない
・判断に時間がかかる
・よい案が出ない
・物忘れや勘違いが多い

体の疲れに比べ、脳疲労は解消されにくく、ストレスの原因ともなります（第３章参照）。管理職の方は、鈍い部下にカツを入れる前に、睡眠は大丈夫なのかと問いただしてほしいものです。

睡眠の役割「疲労回復」が不十分だと、日中の心身のパフォーマンスは大幅に低下してしまいます。

■第2の落とし穴　眠らないと、おバカさんになる

睡眠のもう１つの働きに、「記憶の整理・固定・強化」があります。日中に入った情報を取捨選択し、保存して、明日のサバイバルのために役立てようというわけです。

人のような脳を持たない昆虫でも、その神経組織を使って記憶と学習を行うことが明らかになっています。あのゴキブリでさえ、食べ物の匂いを記憶し、その匂いから食べ物を連想できると

いう驚くべきサバイバル法を身に着けているそうです（水波誠氏　昆虫脳の研究による）。

ひと昔前は、夜を徹して勉強や仕事に励めば、より記憶をため込めると信じられていましたが、睡眠と記憶の関係が明らかになると、徹夜信仰はさすがに消滅したようです。ところが、夜更かしはいっこうに改まる様子がありません。

睡眠を疎かにして、仕事の結果が出せないにもかかわらず、それをもともとの頭のできと思いこんでいる人も多いように思います。

「結局、ＤＮＡだから」とか「私は自頭が悪いから」などと思う前に、自分の睡眠習慣を顧みてください。あなたはもっと賢いのかもしれませんよ！

睡眠による「記憶の整理・固定・強化」が不十分だと、仕事も学業も伸びません！

■第3の落とし穴　眠らないと、モテ男・モテ女にはなれない！

睡眠と言えば、成長ホルモン。成長ホルモンと言えば、お肌の修復。女性が一番気にするところです。一方、男性は、老いも若きも「薄毛」です。しかし、いかによい育毛剤を使っても、睡眠を疎かにすると効果は出ません。睡眠改善委員会は、不眠者の3人に1人は、抜け毛や髪のハリ・コシのなさに悩んでいると報告しています。

成長ホルモンによる修復作用は、筋肉や骨格でも同様ですから、睡眠不足では、姿勢が悪くなり、筋肉もたるみ、老人体型になります。

さらに深刻な問題は、生殖能力の低下です。今、男女の不妊が睡眠と関係していることが明らかになりつつあります（第3章参照）。このような状態では、体全体から若さのオーラが抜け、存在感も霞みます。男でも女でも、異性にもてない理由は、このあたりにあるのかもしれません。

カルメン・デロリフィーチェをご存知でしょうか？　ギネスに登録されている現役最年長モデル（1931年生）は、若さと美貌の秘訣に睡眠をあげています。美肌もさながら、若いモデルと全く変わらないプロポーションに驚嘆します。

睡眠の「細胞の修復作用」を考えると、モテ男・モテ女はよく眠ると言えるでしょう。

■第4の落とし穴　眠らないと太る！

これだけ健康情報があふれていても、ダイエットに失敗を繰り返す人は絶えません。実は食事にいかに気を配ろうと、睡眠を忘れていると、ダイエットは成功しません。起床就寝のリズムが崩れていたり、睡眠不足になっていたりすると、体内リズムやホルモン分泌、また自律神経に影響を及ぼし、脂肪が蓄積されるからです。

あなたの周囲で、深夜、ＰＣやスマホでゲームなどに興じている人に、薄毛とおなかが出気味のセットになっている人はいませんか？　また、食事制限をしているのに、全然痩せないと文句を言っている女性はいませんか？

寝る子は育つが、寝ない子は太るのです！

■第5の落とし穴　眠らないと、体の防波堤が決壊！

昔から、「風邪をひいたと思ったら、早く寝ろ」と言いますが、最近は薬も進化しているし、忙しさも手伝って、売薬で対処するだけの人も多いようです。

しかし、こんなときは必ず、睡眠を多めにとってほしいのです。なぜなら、免疫作用を司るNK細胞やT細胞などの働きは、睡眠中に活発化するからです。睡眠不足では、免疫作用が不十分になるので、感染症になるリスクが非常に高くなります。

世界中の人々が日夜行き来する現在、海外からのウイルスや細菌、微生物などの侵入リスクは昔とは比べものになりません。さらに、睡眠不足によって、免疫機能に異常をきたすと、アレルギーが悪化したり、アトピーや花粉症なども起こってきます。

また、ガンなどの腫瘍の生成にも繋がるので注意が必要です。どんなすぐれた療法を用いても、眠りを軽んじると効果が出ません（第3章参照）。

ねむりはくすり、自然の万能薬なのです！

■第6の落とし穴　眠らないと、体がごみ屋敷になる！

体は新陳代謝によって必要なものを取り入れ、不要なものを輩出しています。体のごみ出し作業といえば、まず、便です。便は、睡眠中に直腸に送られ、朝に排便されるように仕組まれています。睡眠不足では、便が直腸にたまらず、排便リズムが崩れて、便秘の誘因になることがあります。

そして、最近、脳にたまる老廃物の廃棄が睡眠中に非常に活発になされることがあきらかになりました。ですから、睡眠不足になると、脳の老廃物の廃棄が進まず、それが認知症のリスクを高めるのです（第３章参照）。

睡眠は、体の清掃局なのです！

■第７の落とし穴　眠らないとネクラになる！

睡眠は、体の疲労を取り去るだけでなく、精神の疲労やストレスも解消してくれます。睡眠のこうした役割については、まだ新しい研究分野ですが、体験としてはだれしも知っていると思います。

例えば、こんな症状はありませんか？

・理由もないのにイライラ、不機嫌
・周囲の言動が気になる
・人と話したくない
・ネガティブ思考　自信喪失
・投げやりになる
・鈍感になる又は過敏になる

睡眠不足はこのような症状を起こします。１日ぐらいのことなら、「今日はなんだか低調な日だなあ」ぐらいで終わりますが、慢性的に睡眠不足の人は、このような症状の原因を周囲に探そうとします。「俺がイラつくのは、あいつのせいなんじゃないか」と感じたり、仕事がはかどらないと「仕事の内容がつまらないからだ」と思ったりします。また、自己嫌悪や自信喪失に陥り、人によっては逆切れやハラスメントをしたり、暴力に出たりします。まさに人生に影響が出るわけです。そうなる前に、やはり睡眠改善を実践すべきです（第3章参照）。

ＴＶ番組で、京都の老舗菓子匠の当主の女性が紹介されていました。その方は、結婚前は教師だったとか。そして、何も知らずにその老舗に嫁いだそうです。京の老舗なんて、さぞかし、きつい修行が待っていただろうと、ガサツな東もんの著者は想像しましたが、意外にも、彼女はこう言っていました。「つらいことは忘れるに限る。私は寝て忘れる」と。彼女は本当に、眠りの効用をご存知の方でした。

睡眠は、天然の心のセラピストなのです！

貧乏と睡眠は、かくれ不眠のせい？

眠らないと貧乏になる？

眠らないと貧乏になる？　そんな馬鹿な！　と思いますか？　けれども実際、それを示唆するデータがあります。睡眠不足によって起こる問題は、皆さんが思っているより、はるかに多岐に渡り、それが仕事や社会生活、人間関係に影響したとき、収入に関わってくるのです。

〔図表8　睡眠と年収〕

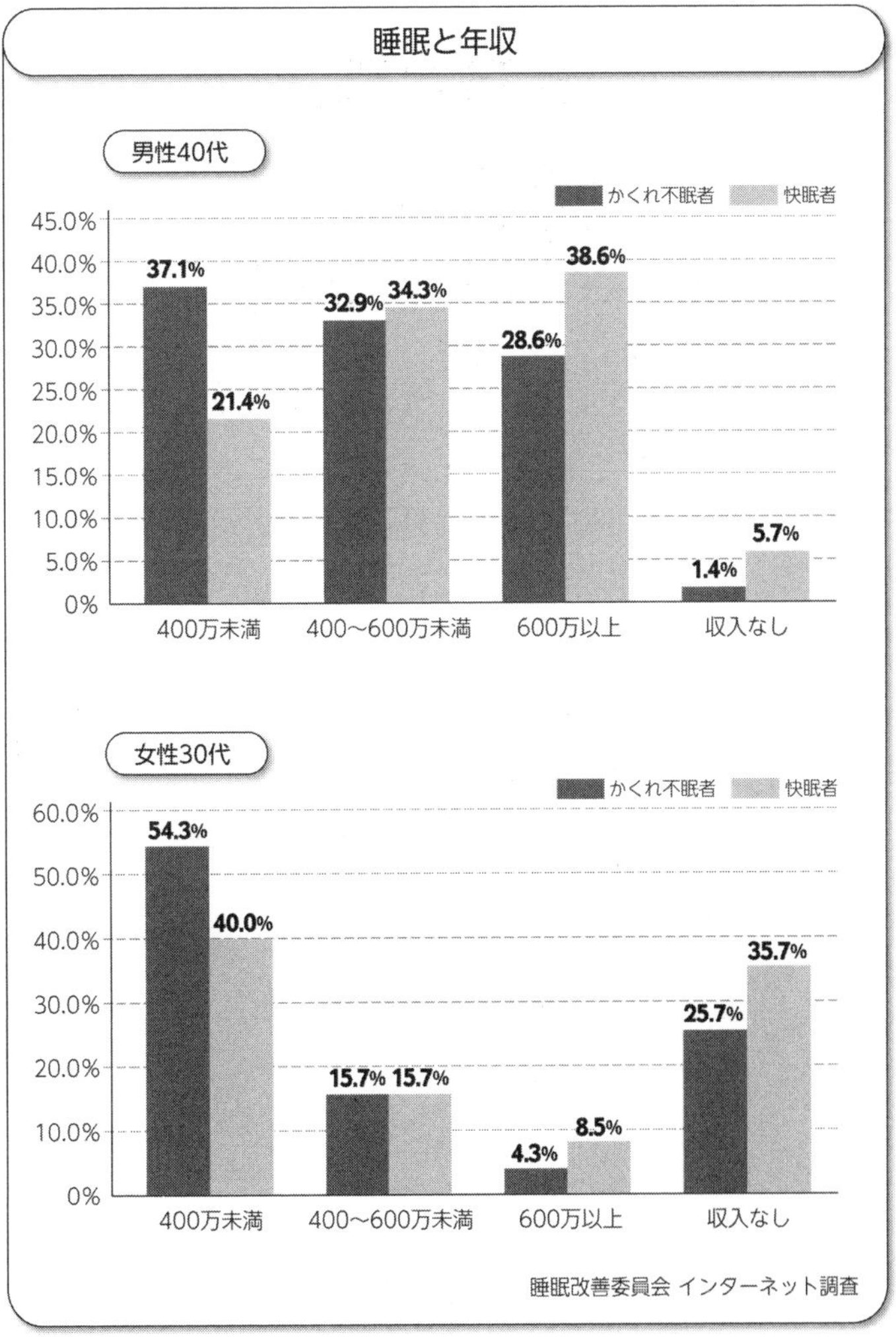
睡眠と年収
男性40代
かくれ不眠者
快眠者
45.0%
40.0%
35.0%
30.0%
25.0%
20.0%
15.0%
10.0%
5.0%
0%
37.1%
21.4%
32.9%
34.3%
28.6%
38.6%
1.4%
5.7%
400万未満
400〜600万未満
600万以上
収入なし
女性30代
かくれ不眠者
快眠者
60.0%
50.0%
40.0%
30.0%
20.0%
10.0%
0%
54.3%
40.0%
15.7%
15.7%
4.3%
8.5%
25.7%
35.7%
400万未満
400〜600万未満
600万以上
収入なし
睡眠改善委員会 インターネット調査

高額所得者はよく眠る

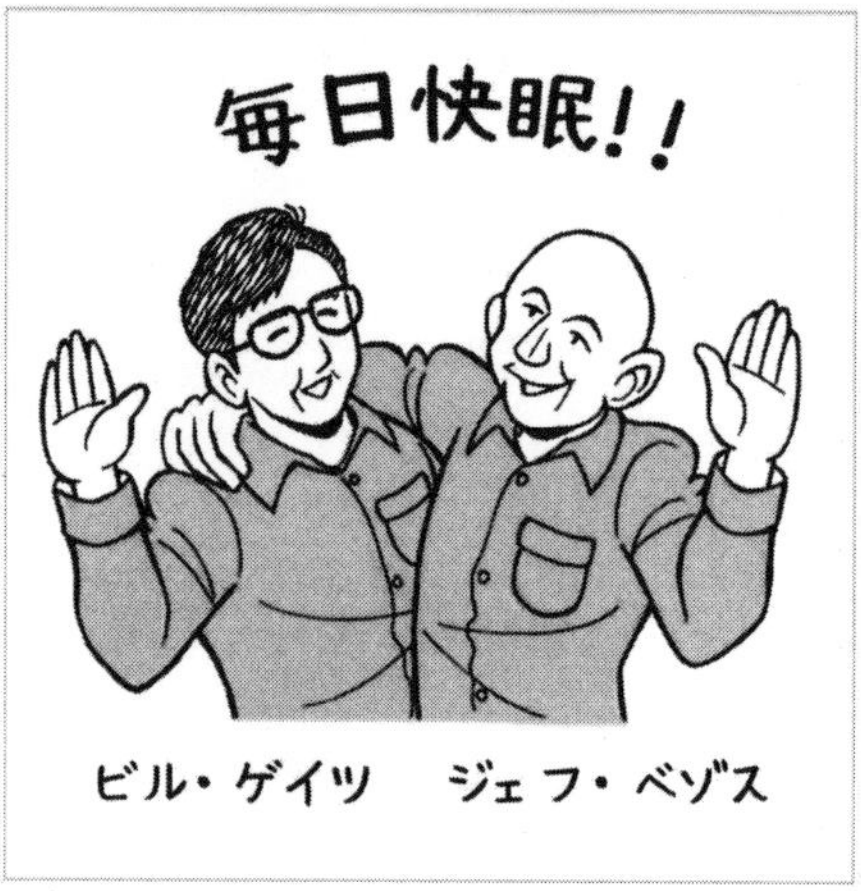

冒頭で紹介した「かくれ不眠者」は、30～40代の働き盛りでは、快眠者に比べ、年収が低い傾向にあるというデータが出されています（睡眠改善委員会）。一方、睡眠研究者らが設立した「いい寝　フォーラム」のアンケート結果には「よく眠る男はよく稼ぐ！」と、大胆なキャッチフレーズが出ています。

アンケートでは、働き盛りの20～40代で、年収が高い方が睡眠に満足していることがわかりました。満足層と不満足層で差を生み出しているのが「快適な布団を使う」と「規則正しい生活」でした。高所得層がいい布団を使うのは当然でしょうが、規則正しい生活を心がけているとは知りませんでした。更に満足層は、幸福感が高く、「生活が充実している、やや充実している」と答えた人が約7割にものぼっています。

しかし、ここで誤解しないでほしいのは、高所得者イコール快眠者ではないということです。要は、睡眠の良循環の結果が所得に影響したと言うことです。快眠が日中のパフォーマンスを上げれば、収入アップに結びつきます。安眠によって精神的に安定すれば、人間関係もよくなり、周囲の評価も上がります。こうして、頭脳も感性も磨きがかかり、自信に溢れ、成功のチャンスを掴むということではないでしょうか。

もちろん、貧乏でも快眠という方もたくさんいらっしゃいます。そんな方々は、睡眠に気づかい、何よりも人生に対する己の姿勢を貫いている方です。かれらは「心のお金持ち」と呼べるのかもしれません。

体験談１　大会社をやめて、一介の農夫へ

大企業の営業マンとしてタイトな毎日を送っていたＨさん。これでは自分の人生は虚しいものになると、思い切って退職し、農業を選択しました。取り組んだのは、エコな農作物として最も可能性の高い大豆。もちろん、以前に比べれば、収入は多くありませんが、生きがいと健康生活を手に入れ、快眠の毎日だということです。

体験談２　ジャングルで目覚めた女性

もう１人、快眠の幸福者をご紹介しましょう。

ＯＭさんは食品販売会社を経営する女性です。若い頃、事情があって、人生そのものに悩み、

心身共に不調を抱えていましたが、あるきっかけでグアテマラを訪れたことが思いを一転させました。

グアテマラのジャングルを訪ね、原住民と言葉を交わしたとき、「まるで雷に打たれたようだったのよ」と語ります。それが縁で、現地の先進国による森林伐採の問題を知るようになります。彼女は一念発起して、現地の女性たちと手をつなぎ、伐採を止めさせます。

そして、森林に落ちている木の実からクッキーをつくることで現金収入を得る事業を始めたのです。自然を守り、一方で現地人の働く場所をつくり、しかも、そのクッキーが栄養満点（睡眠にもよい）ということで、その話を聞いた著者はすっかり彼女のファンになりました。

その後、商売は順風満帆。今は日本の里山に住み、時々、ジャングルを訪れます。ジャングルにいると、いやでも早朝に目覚め、美しい朝陽を拝むことになるのだそうで、睡眠はすこぶるいいそうです。

そして何よりも、精神的に落ち着き、多くのインスピレーションを得られるとか。彼女の仕事は、まさにＳＤＧｓの先駆といえるでしょう。

さて、ここまで、睡眠の役割を踏まえて、睡眠不足が身体にどんな影響を与えるか、睡眠負債がどんなリスクに繋がるかを簡単にお伝えしました。次章では、それらをもう少し詳しく説明していきましょう。

第3章　睡眠の役割と睡眠負債の及ぼすリスク

第2章の睡眠負債による落とし穴が、さらに深まると、心身にどんな疾病リスクが現れるのでしょうか。この章では、睡眠の役割を考えながら、詳しくお伝えします。図表9にあるように睡眠の役割はたくさんあり、しかも、どれも非常に重要なことだとわかると思います。これほど大切な睡眠なのに、ひと昔前は、だれも気にも留めなかったのです。いいえ、今でも、そういう人はたくさんいるのではないでしょうか。

睡眠負債で成長ホルモンが不足！

睡眠のコアタイム

「寝る子は育つ」の言葉通り、睡眠は、成長ホルモンの分泌によって、体の成長・修復、そして、疲労回復を担います。成長ホルモンは1日中分泌していますが、夜、眠りに就いて、最初の深い睡眠段階に入ったとき、最大分泌します。この時間帯が睡眠のコアタイムで、睡眠の質を高める最も大事なときです。ここで、成長ホルモンの分泌が不十分だと、様々な不調が起こります。

肌トラブルで悩んでいませんか？

睡眠不足で成長ホルモンの細胞修復力が十分働かず、顔のシミ、シワ、かさつきなどのトラブルが増えます。特に、ニキビや脂漏性湿疹は、睡眠不足が原因の1つとなっています。

〔図表９　睡眠の役割〕

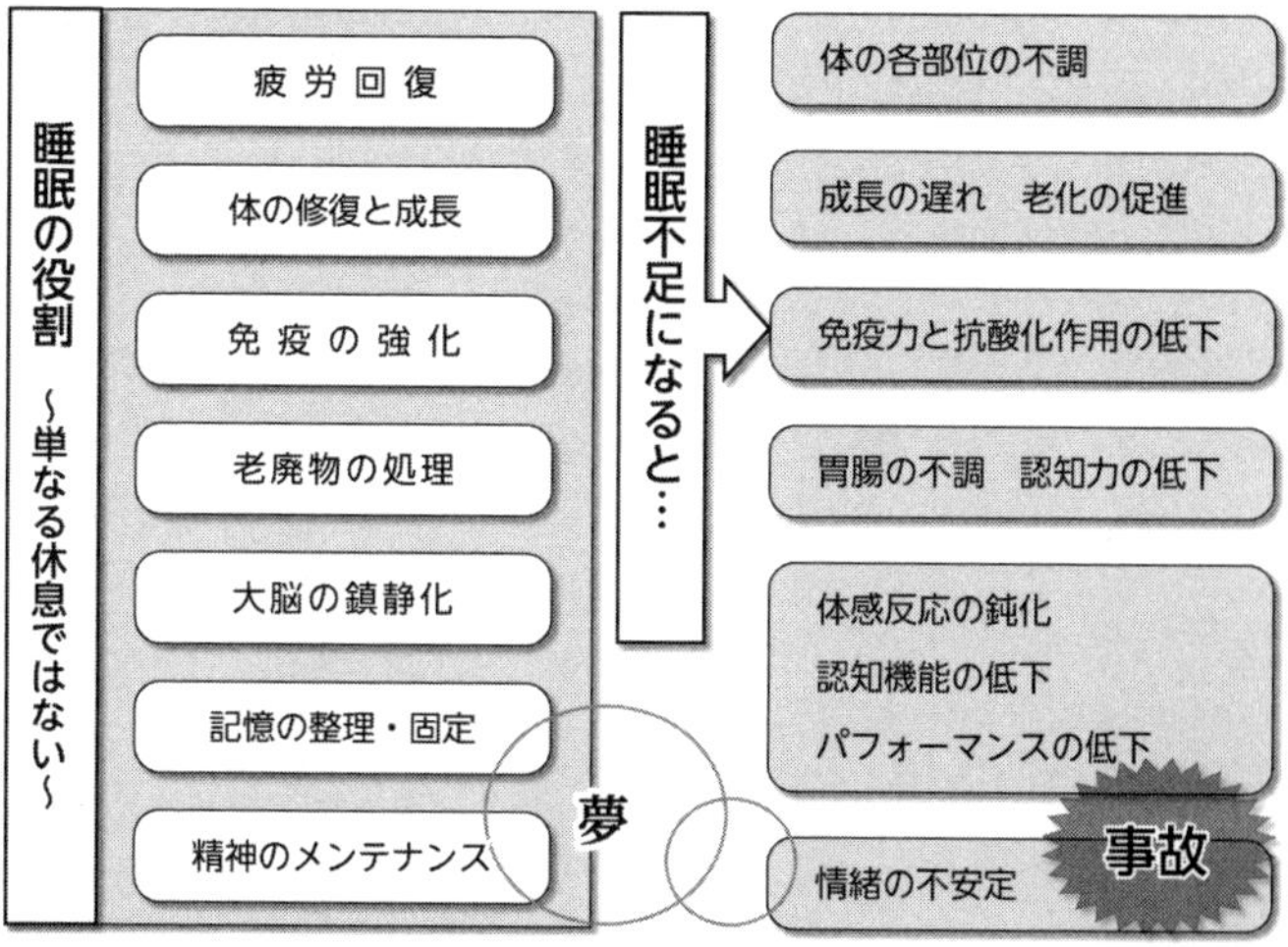

薄毛に悩んでいませんか？

第２章でふれた薄毛、ですが、成長ホルモンの修復作用は生命に直接かかわるところ、つまり血管や内臓、筋肉が先で、髪は後回しになるのだそうです。

ということは、頭髪は「貧眠」の影響を最も受けやすいといえます。特にＡＧＡ（男性型円形脱毛症）は、睡眠不足の影響が大きいといわれます。

姿勢が悪くなっていませんか？

起きているときは、抗重力筋と脳の神経制御機能が地球の重力に対抗して姿勢を保っています。これにも休息は必要なので、睡眠をとらないと姿勢も悪くなります。

また、抗重力筋はストレスが強いと弱ってしまいます。確かに、ストレスに参っている人が胸を張っているのを見たことはありません。

また、顔面筋の調節力が低下すると、顔の左右のバランスが崩れ、二重アゴにもなります。

骨、筋肉、関節は健在ですか？

最近、サルコペニアという言葉を聞いたことがありませんか？　これは筋力が大幅に低下してしまう症状で、加齢だけでなく、運動不足や睡眠不足も原因になるといいます。特に、中高年の夜型睡眠者はサルコペニアのリスクが高まるという報告があります。

また、関節や骨、筋肉が衰え、歩く・走るなどの運動が困難になるロコモーティヴ症候群も同様です。

また、睡眠は骨の新陳代謝にもかかわっています。骨は「破骨細胞」「造骨細胞」の相互の働きで維持されますが、睡眠が不足すると、破骨細胞が活性化してしまいます。つまり、骨が壊され、「骨粗しょう症」のリスクが出ます。骨粗しょう症は高齢者に起こると思われがちですが、栄養や運動とも関連します。

ダイエットで栄養不足になり、若年性骨粗しょう症になる若い人もいます。反対に高齢者でも栄養と運動に気づかい、よく眠れば改善することができます。

肌も髪も、姿勢も骨も、筋肉や関節も、日頃から、バランスのよい栄養摂取と適度な運動、入浴による血行促進を実行すること、そして仕上げに十分な睡眠を忘れてはなりません！

慢性的な疲労がありませんか？

睡眠不足では疲労が残ります。ただ、一口に疲労と言っても種類があります。

・肉体労働や運動による疲労
・精神疲労（メンタルストレスによる疲労）
・脳疲労やテクノ疲労（ＰＣを長時間使ったことで起こる疲労）
・病気やケガによる疲労
・住居や寝具などの環境による疲れ

これらの中で自分がどんな疲労を被っているかを考えてください。運動や肉体労働の疲れは、きちんと眠れば回復します。しかし、勤労者の場合は、脳疲労・テクノ疲労・精神疲労が入り混じったやっかいな疲労ではないでしょうか。

１７００年代にイタリアの医師、ラマッチーニの職業疲労の研究によると、書記・写字生の病気というものがあり、原因を３つあげています。（疲労の科学　上畑鉄之丞著）

①常に座っている。
②絶えず手を動かしている。
③記帳を誤って主人に損をさせては大変という心労がある。

どうでしょうか？　21世紀のあなた、椅子に座り、パソコンのキーをたたき、上司に気を使い…。

３００年前と何も変っていないではありませんか。

シドニー大学の調査では、椅子に座りすぎていると血行が阻害され、肥満や糖尿病に結びつくリスクがあるということです。世界比較では、日本人が一番座っている時間が長いのだそうです。

やっかいな疲労は、もともと疲労を癒すはずの睡眠を妨害し、疲労は蓄積し、負のスパイラルから、慢性的な疲労状態になります。

それが、DVT症候群（PCやスマホなどの長時間使用による不調）、自律神経失調、不眠症状など、いろいろな不調に繋がってきます。

また、情報の洪水、街の騒々しさ、光りの刺激、SNSのやりとりも疲労の種になります。おまけに、日本人独特の周りへの気づかい疲労。これに家庭内の問題が重なると、もう、ボロボロでヘロヘロでしょう。

体験談　「なあんだ、そんなことだったのか！」

知人のMさん（当時20代）は、若くして起業し、超多忙な毎日でした。睡眠時間が3時間ほどの日々が続き、疲労困憊、頭も体も思うように動かなくなりました。医院を訪ね回っても、どこも悪くはないと言われるばかり。

困り果てて、ある治療院に行ったところ、睡眠不足なんだから、寝れば治ると一言。それから、しっかり眠ってみると、あっという間に体調が回復。あっけないことだったといいます。

これが縁となって、Mさんは治療院の経営コンサルに乗り出し、事業は大成功しています。

慢性的な疲労に対処するには、常に体調を確認し、「体の声を聞く」習慣をつけましょう。

毎日、次のことを実行します。

・日中のこまめな休憩とミニ体操で、疲労を溜め込まないこと。
・できる範囲で運動習慣をつけ、外気と光の中で体を動かすこと。
・栄養バランスのよい食事、特に良質のたんぱく質とビタミン、ミネラルをとること。
・24時間のスケジュールを見直して、リラグゼーションタイムをひねり出すこと。
・心理的ストレスの解消方法を模索すること。
・最後の仕上げに、睡眠をしっかりとること。

細かなレシピは第6章を参考にしてください。

睡眠負債は生活習慣病を連れてくる！

図表10の疾病リスクを見てください。睡眠負債は、たくさんの生活習慣病のリスクを招くことがわかってきています。

高血圧は睡眠不足の親友

高血圧を防ぐため、減塩に心がけるのは当たり前になっていますが、睡眠不足も高血圧に繋りま

〔図表10　睡眠負債が体と心を蝕むリスク〕

睡眠負債が体と心を蝕むリスク

体内リズムの乱れ	睡眠不足症候群　睡眠覚醒リズム障害　不眠　自律神経失調
回復力の低下	慢性的な疲労　骨粗しょう症　眼瞼下垂　脱毛　老化の促進
調整力の低下	肥満　メタボ　睡眠時無呼吸症候群　糖尿病 循環器系疾患（心筋梗塞、脳卒中など） 肝機能・腎機能の障害　胃腸障害　過敏性腸症候群　ED
免疫力の低下	感染症　ガン　アレルギー・皮膚疾患の悪化 虫歯・歯周病
老廃物処理力の低下	認知症　機能性便秘
抗酸化力の低下	男女不妊　自律神経失調　老化の促進
精神の不調	うつ症状　うつ病　情緒障害
社会的不適合	ひきこもり　暴力

す。睡眠中は、血圧が下がり、副交感神経が優位になっているはずです。

しかし、夜、きちんと眠れないと、脳が覚醒して交感神経が勝ってしまい、夜間血圧が高くなります。これが続くと、朝の血圧も高めるケースがあります。

睡眠時間が4～6時間以下が長期間にわたると、動脈硬化、心筋梗塞や脳卒中などの有病率や死亡率が高まるといわれます。特に、睡眠時無呼吸症候群の場合は注意が必要です。

肥満からメタボになったら、さあ、大変！

太る確率、73％！「えっ！」と驚く数字です。これは、米コロンビア大学の有名な大規模調査データ（30～50代）によるもので、7～9時間睡眠者に比べ、4時間未満の者は、太る確率が73％、5時間未満では50％、6時間未満で23％という結

〔図表 11　睡眠不足と食欲増進ホルモングレリン〕

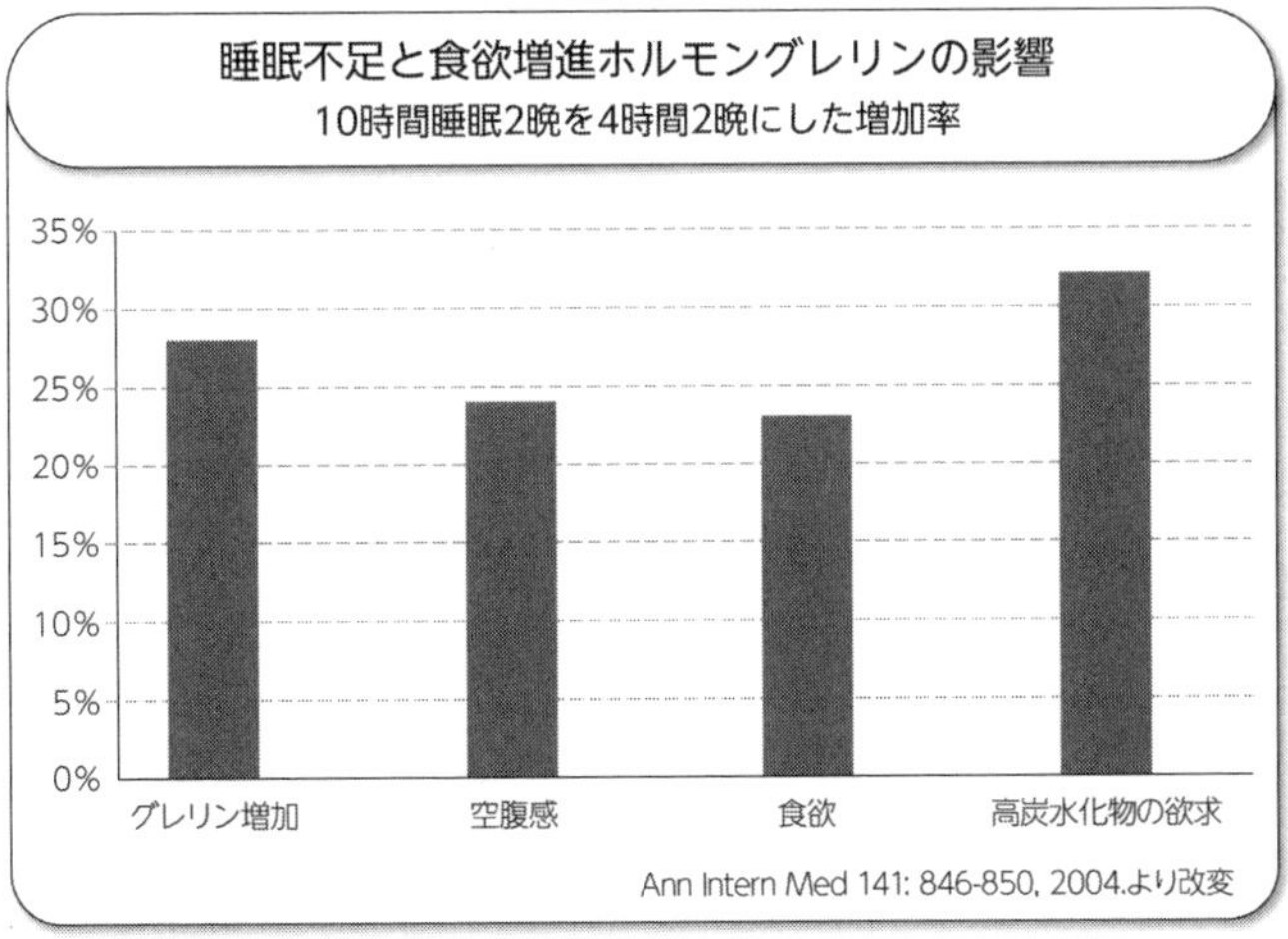

果でした。

この報告によって、睡眠時間が少ないと、食欲抑制ホルモン「レプチン」が減少、食欲増進ホルモン「グレリン」が増え、太るということが知られ、話題になりました。睡眠不足は食欲に関係するホルモンに影響を与えているわけです（図表11）。

また、睡眠と自律神経も切り離せない関係にあります。寝る時間を削って活動すると、交感神経が優位になり、インシュリンが過剰分泌し、体脂肪が溜まります。また、いつも睡眠不足の人は自律神経のバランスが悪くなり、日中、活動不足になって太ります。

さらに夜更かしは、体内リズムにも影響します。夜型睡眠者は朝食欠食になりやすいのですが、これが、体内リズムを崩し、太りやすい体になるといわれます。「１食抜くんだから、痩せるでしょ」と思っている人は反省してください。

そして、一般的なことですが、夜更けまで何かしていると、おなかがすきます。そんなとき、つい、即席麺やスナック菓子、甘味飲料などに手が行きませんか？　これも肥満の素ですし、就寝間際の飲食で胃を満タンにすることは、睡眠妨害にもなります。

もちろん、一夜にして肥満にはなりません。しかし、右のような原因が複合的に長期間重なると太るわけです。肥満になると、脂肪細胞からアディポサイトカインと呼ばれる物質が分泌され、生活習慣病に向かいます。こうして、高血圧・肥満・脂質異常症と出そろうと、メタボリック症候群です。メタボ対策には、食事、運動の注意が不可欠ですが、睡眠チェックも怠ってはなりません！

糖尿病で満身創痍に！

メタボは、糖尿病（Ⅱ型）に直結します。ということは、睡眠負債は糖尿病のリスクを上げるということです。糖尿病は、合併症をおこすと心臓、脳、腎臓、網膜、手足や神経細胞に深刻な症状が出ます。また、肝臓病、腎臓病、ガンや認知症との関係も叫ばれています。

このように満身創痍になるわけですから、何としても、糖尿病を防がねばなりません。医療だけでなく、生活習慣、特に睡眠習慣をしっかり見直すことが必要です。

肝臓、腎臓へ魔の手が伸びる

肝臓も腎臓も睡眠不足や不規則な生活によって、ダメージを受けます。特に肝臓は、夜の睡眠前半の頃に最も活動し、その後休息をとります。ですから、夜更かしは禁物です。

腎臓も睡眠不足により、濾過機能が低下します。最悪の場合、透析になりますが、睡眠の質がよいと、透析のリスクが下がるという報告があります（大阪大学　山本らの研究）。

これらの臓器は「沈黙の臓器」とも呼ばれ、病気の自覚症状が出たときには手遅れというケースが多いのです。十分睡眠をとって、肝腎をいたわることがカンジンです。

体験談　仕事ができすぎた人の悲劇

Ｈさんは55歳で肝臓がんで往きました。生前は人も羨むできる男で、化学の研究者として功績をあげる一方、研究者には珍しく経営の才もあり、次期社長のうわさがしきりでした。人の面倒見もよく、周囲の多大な期待に応えなければと八面六臂の活躍で、当然、寝る暇もない毎日。ストレス解消に酒量が増え、奥様は心配していました。もともと糖尿の気があったので、それにガンの治療を重ねることは見るに痛々しいものでした。あの頃、もう少し休む時間がとれたら、孫の顔も見られたのではと残念でなりません。

睡眠負債は免疫力を奪う

睡眠中、免疫を司るＮＫ細胞やＴ細胞が活性化されることはよく知られています。睡眠不足による免疫力の低下は、深刻な問題です。

あなたは感染症とどれだけ戦えるか

一昔から「寝ないと風邪をひく」といわれますが、それを科学的に証明する報告があります。一晩の睡眠時間が6時間未満であると、7時間以上の人に比べて、風邪になる確率が4・2倍高く、5時間未満では4・5倍高かったという研究結果が出たのです（University of California, San Francisco　Aric Prather）。また、睡眠不足をしている人では、ワクチンの効き目が低下するという報告も多く出されています。

グローバリズムの現在、世界中から人体を冒す様々なウイルスや細菌、微生物などが流入して来ます。現に今、我々はコロナウイルスの脅威に見舞われています。こうした病原体にどれだけ立ち向かえるか？　それは、まさに睡眠にかかっているといえます。見えない敵と戦うためには、心して睡眠をとらなくてはなりません。

眠らぬ体はガンを育てる

今や、2人に1人が罹患するというガン。これも睡眠との関係がわかってきました。ガンの原因は様々ですが、主に活性酸素が増えすぎること、ウイルスに感染すること、体内時計に狂いが生じることが挙げられます。これらは、すべて睡眠不足と関係しているので、睡眠負債は多くのガンのリスクを持っているといえます。

特に睡眠との関係が顕著なものに、乳ガンや前立腺ガンがあります。これらは概日リズム（１日の体内リズム）の狂いが発症の原因であることが明らかで、看護師やガードマンなどの夜勤者やシフト勤務者では、発症リスクが非常に高くなります。これらの職業と関係がなくても、深夜までの仕事や遊び、ＳＮＳ、ゲームなどで「自主夜勤」をしている人は要注意です！

ガンのリスクは、40代を越えると大きくなりますが、ちょうどこの頃が睡眠の劣化が始まる年代にあたります。働き盛り真っ只中だからこそ、ガン予防のために、睡眠を絶対に疎かにしてはなりません。

睡眠負債は免疫作用を迷わせる

夜更かしが重なって、湿疹や皮膚の痒みなどが出たことはありませんか？　夜は、免疫や炎症反応に関係する物質が増えるので、アレルギーや皮膚炎などの痒みが増します。痒みは睡眠を妨害するので、睡眠不足になりますが、睡眠不足がアレルギーや皮膚炎を悪化させるので、悪循環に陥ります。花粉症も同様です。更にストレスもアレルギーを起こしますから、睡眠不足でストレスが解消しないと、負の連鎖に巻き込まれます。

アレルギーのある方や体の敏感な方は、特に睡眠に注意してください。

睡眠負債は活性酸素を増やす

最近「活性酸素」というものが注目されています。活性酸素は悪玉イメージが強いですが、エネルギーをつくったり、抗菌作用を働かせたりして、体には絶対必要なものです。しかし、増えすぎると細胞にダメージを与え、ガンや生活習慣病、老化などの原因となります。

活性酸素によるダメージを防ぐものは

こうした活性酸素のダメージを防ぐために、体には抗酸化防御機構というものが備わっていて、活性酸素の発生を抑え、ダメージの修復を行っています。抗酸化防御機構の働きを保つには、睡眠が欠かせない役割を担っています（次章のメラトニンの項参照）。

やはり、しっかり眠ることで、細胞レベルの健康を保つようにしなければなりません。

人口減少問題は、睡眠と関連あり

日本の人口減少が問題になって久しいですが、その原因が睡眠と関係すると言ったら、驚くでしょうか。最近、睡眠負債が精子や卵子に悪影響を及ぼすという研究が報告されています。

それによれば、精子も卵子も活性酸素に非常に弱く、活性酸素によって傷つけられると、受精が難しくなります。精子や卵子を守るためには、睡眠による抗酸化作用をしっかり働かせる必要があるということです。

妊活世代は、女性も仕事に忙しい人が増えましたが、赤ちゃんを授かるためには、夫婦で心して睡眠を確保してほしいと思います。

睡眠負債は老廃物の処理を妨害する

体内の老廃物の処理は、毎日欠かさず行われなくてはなりません。この処理作業にも睡眠は大いに関係しています。

眠らないと、認知症に繋がる

老廃物は体だけでなく、脳の中にも溜まることが最近わかってきました。その老廃物に、ベータアミロイドというものがあり、それがアルツハイマー型認知症を発症する原因と考えられています。

脳の老廃物は、グリンパティックシステムという排水システムによって、脳脊髄液が清掃車よろしく、脳内を循環して老廃物を押し流し、排出します。睡眠中には、この排出作業が、起きているときよりずっと活発に行われます。

ですから、睡眠不足で、脳がごみ屋敷になると、認知機能が障害を受けます。つまり、睡眠負債

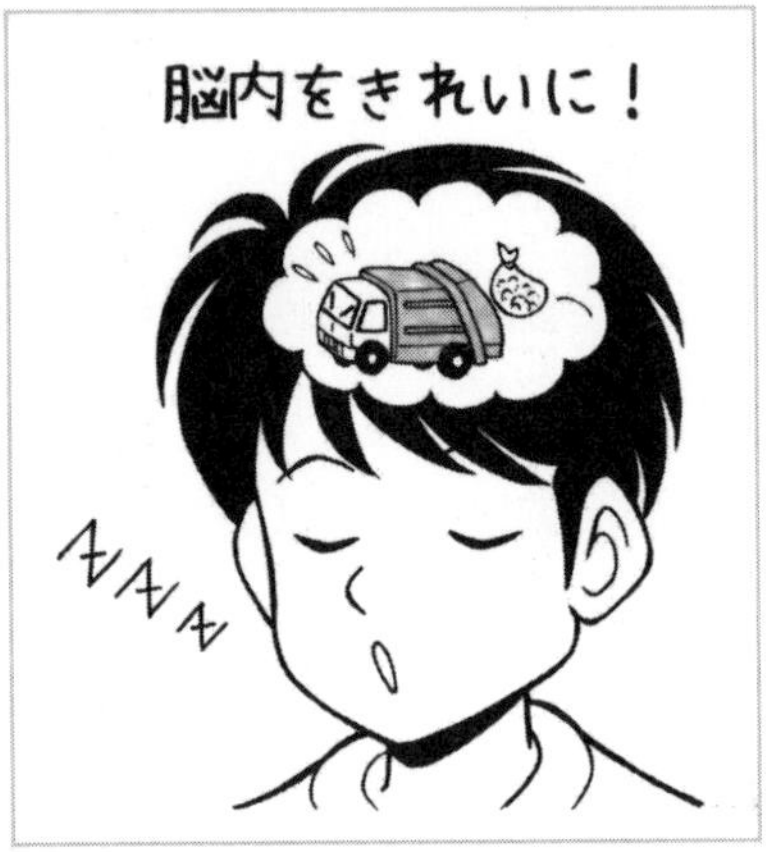

により、認知症のリスクが高まるということです。最近、若年性アルツハイマー（65歳未満）の危険も叫ばれていますから、油断は大敵。認知症の種は数十年かけて育っていくのです。

脳の掃除を担う細胞が狂うことがある

最近、新しい研究報告が挙がっています。それは脳のグリア細胞の働きです。グリア細胞は、脳への栄養補給や神経細胞の保護を担っていますが、脳の掃除をする役割もあることが発見されました。前項の老廃物の排出に欠かせぬ役割を担っているわけです。

また、グリア細胞は死んだ細胞や侵入した異物を食べる食作用も持っています。ところが、マウスの実験で、慢性的な睡眠不足マウスでは、食作用が暴走し、脳のシナプスが食べられてしまうという、なんとも恐ろしい研究報告が出ています。（Journal of Neuroscience ２０１７）

睡眠は、脳の最強のデトックスです。昼間、私たちはみんな営業中ですから、掃除が終業後になるのは、しごく自然なこと。決して眠りを侮らないことです。

眠らないと、胃腸が不調に

腸は、食べ物を消化するだけの器官とされていましたが、このところ、研究が飛躍的に進み、「第二の脳」といわれるまでになりました。生物の進化過程では、腸は脳より先輩なので、言われてみれば当然かとも思えます。腸は、独自の指令系統を持っていますが、一方で、脳と腸がお互いに影響しあう「脳腸相関」もあることがわかってきました。

緊張したり、心配事があったりしたとき、おなかが痛くなった経験はありませんか？　脳が強いストレスを受けると自律神経を通じて、腸に異変を起こすわけです。脳腸相関によって起こる代表的な症状が過敏性腸症候群で、精神的ストレス、疲労、そして睡眠不足などが原因となります。（逆に腸の常在菌が脳の神経系に影響を与えることも報告されています・九州大学　須藤信行氏）

また、睡眠不足は、胃痛や胃もたれ、神経性胃炎の原因ともなります。睡眠不足で自律神経のバランスが崩れると、胃酸の分泌や胃の運動機能に不調が生じるからです。

さらに、日頃の悩みの代表である便秘も、睡眠が絡んでいます。便秘の原因は、食べ物の種類や水分不足、運動不足、ストレスなどが挙げられますが、不規則な寝起きで、自律神経が乱れると、排便リズムが崩れたり、腸の蠕動運動が弱まったりします。更に、睡眠リズムが崩れると、腸内細

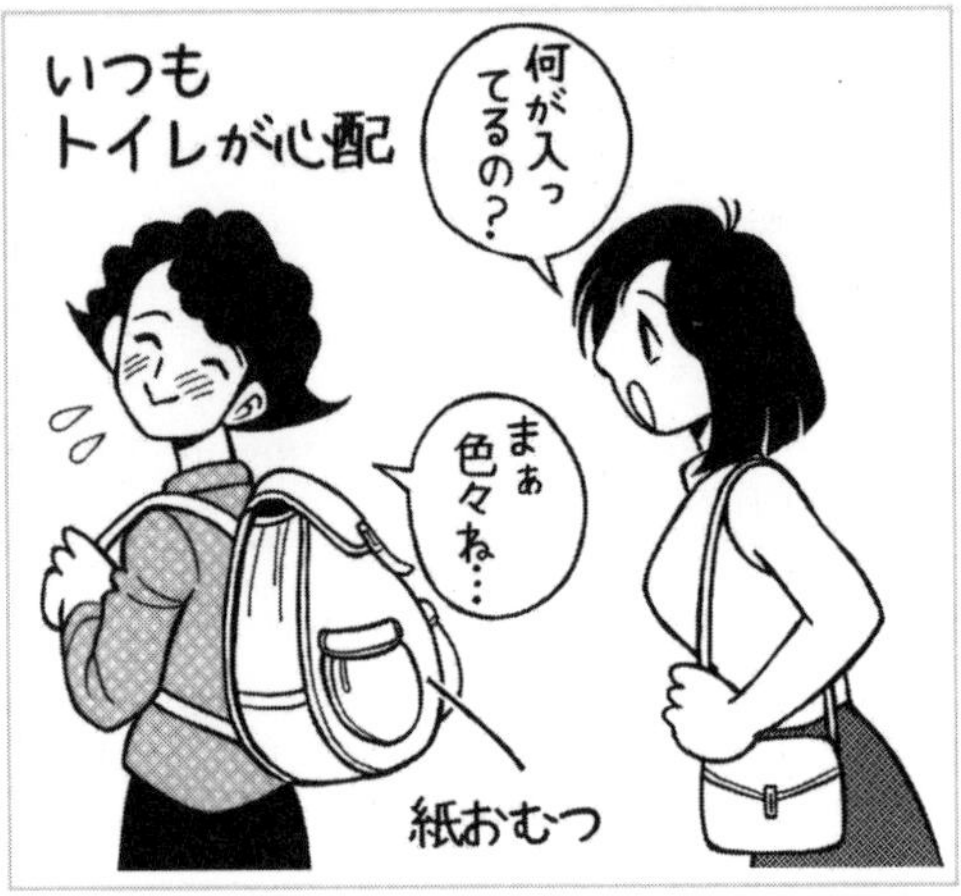
いつも
トイレが心配
何が入ってるの？
まぁ色々ね…
紙おむつ

菌が減少し、便秘の誘因ともなります。夜勤者やシフト勤務者に胃腸障害が多いのも納得がいきます。

やはり、快眠は快便の素といえます。

体験談　いつもトイレが心配

ちなみに筆者は、睡眠障害によって、何十年も胃腸障害に苦しみました。

ストレス性胃炎、胃潰瘍、過敏性腸症候群と患い、胃痛や下痢を心配して、旅行に出るのもヒヤヒヤでした。

睡眠と胃腸障害の知見のなかった当時は、医者は消化薬を処方するのですが、全く効き目がなく、生まれつき胃腸が弱いんだと観念していたものです。

障害を克服した現在は、日々、快便です。

丈夫な胃腸はサバイバルの必須条件です。規則正しい寝起きと摂食時間を守り、疲労やストレスの解消につとめ、十分な睡眠時間を確保しましょう。

睡眠負債は、頭脳と心に打撃を与える！

睡眠には「記憶の整理・固定」と「精神のメンテナンス」という重要な役割もあります。睡眠不足になると、認知機能が下がり、感情のコントロールも難しくなります。

眠らないと、事故が起こる

読者の皆さんは、関係者の間で平成の二・二六事件と呼ばれる山陽新幹線の事故をご記憶でしょうか。平成15年2月26日のこと、新幹線が岡山駅の所定停車位置より手前で止まってしまい、駅員が駆けつけると、運転手は居眠りをしていたという事件です。ＡＴＣが作動し、大事故を免れましたが、運転手は睡眠時無呼吸症候群を患っていたそうです。

運転手の居眠り運転による事故は後を絶たず、国土交通省は、「運送事業者が乗務員を乗務させてはならない事由等」として、睡眠不足を追加しました。

第1章で述べた海外の大事故も、エンジニアや作業に加わっていた人の睡眠不足による認知機能の低下が、ヒューマンエラーに繋がったのです。

睡眠不足では、脳の疲労が取れていないわけですから、記憶力・集中力・注意力が落ちます。ものの置き場を忘れる、書類の文面の同じ行を何度も読んでいる、ずいぶん時間をかけたのに、できた仕事は1つか2つ、読み違いに書き違い、聞き違いにカン違いなどなど、誰しも経験があるでしょう。それで仕事の評価が下がると、それなりの経済損失です。

上司の判断力や洞察力が落ちると、それこそ会社の業績にも響きます。また、遅刻欠勤も増え、人間関係にも支障が出ます。上司は、仕事ができない部下を叱る前に、まず、かくれ不眠ではないか、どんな生活をしているかを尋ねるべきです。

人間は、17時間起きて何かし続けると、酩酊状態になり、自己コントロールが難しくなります。カジノで睡眠をとらずに勝負し続けると、自制心がなくなるそうで、これではカジノ側の思うつぼです。また、嫌な話ですが、自白を強要するために、眠らせない拷問もあるほどです。

睡眠負債が認知機能に与える悪影響は、皆さんの人生の損失と大きく関わっています。

眠らないと、感情がネガティブになる

特別な理由もないのに、朝から不機嫌でイライラする、人の言葉に素直に向き合えない、ネガティブ思考に陥ってしまう、そんな経験は誰しもあると思います。その原因は、睡眠不足によるものです。睡眠の心のメンテナンスという役割が果たされず、感情が不安定になるのです。睡眠不足の弊害として、実は、これが一番やっかいかもしれません。

睡眠負債が大きくなると、負債による感情の不安定さは、もはや、自分の性格のように定着して、気難しい人、ネクラ、斜に構えた奴といった印象を与えることがあります。また、自信がなく、こ

もりがちで、物事に無関心になったり、人間関係に支障が出て、ハラスメントを起こしたりする場合もあります。若者ではキレル、暴力をふるうなどのケースもよく見られます。こうなると、情緒的障害・ひきこもり・うつ、社会的不適合といった深刻な状態に発展します。

体験談　ひきこもり脱却なるか？

睡眠相談に来たひきこもりの青年がいました。十代に学校でいろいろあって、引きこもってしまい、昼夜逆転の生活になっているとのこと。睡眠障害の診断は医師にお任せすることとして、日常生活の対処法を提案してみました。すると、彼は森林浴に興味を示したのです。

森林浴は、日中、１人でできるので、これはいいところに目が留まったと思いました。昼夜逆転はすぐには改善しませんが、日中の活動ができれば、夜は眠くなるのですから、きっといい効果が出るでしょう。帰り際の彼のちょっと自信を持ったような表情が忘れられません。

思ってみれば、引きこもりの人が早寝早起きで、活動的に暮らしていることはありえません。だからこそ、周囲の援助で、早いうちに日中の活動を促すことができれば、その人の人生は激変するでしょう。眠りの改善は、人生を変えることができるのです！

うつ状態がうつ病につながる

職場のメンタルチェックが実施されてだいぶ経ちますが、厚労省の統計では、うつ病などの精神疾患の労災申請は記録を更新しています。うつ病の症状の1つとして、ほとんどの患者に不眠が見られますが、逆に、睡眠負債が感情面に悪影響を及ぼし続けると、うつ病に発展することもわかってきました。不眠のある者のうつ病発症頻度は、そうでない者の5倍という報告も出ています（日本睡眠学会理事　粥川祐平氏）。睡眠負債による抑うつ気分や活動の鈍さ、食欲不振、思考力の低下などは、うつ病の症状と被るところが多くあります。また、睡眠負債による強いストレスは自殺念慮を起こさせることもあるそうです（睡眠健康推進機構機構長　大川匡子氏）。

体験例　ひとまず、よかったね！

友人の娘さんのMさんは、同僚が病欠になり、2人分の仕事を任されました。帰宅は午前を回り、朝は早々と出勤する毎日でしたが、責任感から気丈にがんばっていたそうです。

そのうち、歩くとフワフワした感じになり、だるさや頭痛、イライラ感が強くなり、受診したところ、うつ病ではないかと言われたそうです。

友人もMさん自身も、それについては納得できずにいましたが、幸い、職場に人員が補充され、もとの睡眠時間が戻ってきました。もちろん、すぐに症状はなくなりましたが、そうでなければ、ほんとうにうつ病になっていたかもしれないと、親子で胸をなでおろしたそうです。

今や、うつ病は先進国の国民病ともいわれます。うつ病防止のためにも、まず、睡眠から見直してみることが必要でしょう。

睡眠負債、他にもいろいろ悪さをする！

これまで様々な睡眠負債による健康リスクを見てきましたが、睡眠と疾病の関係は、更にいろいろな分野で明らかにされつつあります。

「寝酒」「寝たばこ」は依存症

ＴＶ番組の芸能人トークで、寝酒はよく眠れると言いあっているのを見ましたが、私の周囲でも高齢者の方々に愛飲者が多いようです。確かに寝酒をすると、気持ちよく寝付けますが、実は、そのあとが悪いのです。

時間が経ち、アルコールの血中濃度が低下すると、反対に覚醒作用が働いて、中途覚醒や早朝覚醒が起きます。また、トイレ覚醒も起き、結局、よく眠れなかったことになります。「少量なら構わないでしょう」と懇願される方もいますが、私はＮＧを出します。なぜなら、量にかかわらず、寝酒癖そのものが問題だからです。

人生は常に幸せと限りません。何か深刻なことが起こり、眠れなくなれば、必ず酒量が増えてしまいます。不眠対策の飲酒は通常の飲酒よりアルコール依存症になりやすいのです。ですから、そんなリスクは避けるべきです（睡眠薬とお酒を一緒に飲むと記憶障害を起こすことがあります）。

また、寝たばこも絶対NGです。喫煙者にとって、タバコによるすっきり感は、1日の終わりの至福と感じるでしょう。しかし、ニコチンは、覚醒効果があり、持続時間が長いので、深いノンレム睡眠を減らし、睡眠を浅くします。更に、一酸化炭素が酸素を奪うので、体力が回復せず、パフォーマンスは低下します。

それがストレスとなると、ますます喫煙に癒しを求めるわけで、睡眠の悪循環ができてしまいます。

喫煙は、睡眠と切り離しても、そもそも体に悪いのですから、即刻、禁煙にすべきです。

お口の中も睡眠と関係が深い

口腔環境と睡眠の関係と言っても、ピンとこないかもしれませんが、歯ぎしりや食いしばり（ブラキシズム）も問題です。

主な原因はストレスですが、ブラキシズムで睡眠が妨害されると、ストレスが緩和されず、睡眠の悪循環に入ります。

また、人間は、がんばるとき、歯を食いしばるので、がんばり屋さんは食いしばりの癖があるかもしれません。日中は意識して減らすことができますが、睡眠中はどうしようもありません。

何よりもストレスの軽減をはかり、顎や歯に異常を感じた場合は、必ず歯科医に相談しましょう。

睡眠不足は虫歯とも大いに関係があります。唾液には抗菌作用があり、虫歯を防ぎますが、睡眠中は唾液の分泌量が減るので、睡眠不足では、虫歯のリスクは高まります。睡眠不足の児童は虫歯が増えるという報告があり（富山大学グループ研究）、子供の睡眠不足もこんなところまで及んでいます。

更に、糖尿病や認知症との関連で恐れられる歯周病にも睡眠は関係します。睡眠中は口中の酸素が減少します。酸素を嫌う歯周病菌にとって、睡眠中は、絶好の環境なわけです。

いずれにしろ、起床後と就寝前の歯磨きを忘れてはなりません。

「目からうろこ」の睡眠と目の話

人は、日中、無意識にまばたきしたり、目を見開いたりします。これは瞼を挙げる眼瞼《がんけん》挙筋などの働きによるものですが、この働きが、体調に影響を及ぼしているのです。瞼１つが？　と思うかもしれませんが、目を見開く行為は、交感神経の担当であることが関係しています。睡眠を削って、目を使い、仕事をしていると、ずっと交感神経が優位なままなので、身体に負担がかかります。目を見張る行為は、連動して歯をかみしめるので、食いしばりの原因ともなり、頭痛、首コリ、肩こりも起きてきます。

40～50代になると、筋力の衰えから眼瞼下垂《がんけんかすい》（瞼が下がること）が出始めます。ここで睡眠負債が溜まると、下垂は加速します。視野が狭くなり、しょぼしょぼ目や目力がなくなるのなどの症状が出て、それが心に影響すると、うつになることもあります。

人は、視覚を優先させている動物なので、目がぱっちり開くことは、日中のサバイバルに必要ですが、だからこそ、目の筋肉を休ませる睡眠をしっかりとる必要があるのです。

そして、もう1つ、睡眠不足では、眼精疲労の回復が遅れるということです。幼児から高齢者までスマホを手放せなくなっている今、SNS依存状態に陥っている者も増えています。スマホなどの使用は、画面から発するブルーライトが睡眠誘発ホルモンのメラトニン分泌を抑制するわけですから（第4章参照）、ますます、睡眠に悪いわけで、この点をしっかり押さえて、睡眠を確保してください。

ゴースト血管と睡眠の関係

あるとき、友人が、指の毛細血管の血流を見る機器を携えてきました。熱心に血流の話をするので、半信半疑で指を差し出してみると、指の毛細血管が映し出されましたが、なんと、途中で姿を消しているものがたくさんあってびっくり。この姿を消した血管をゴースト血管と言います。

体の隅々まで酸素や栄養を運び、老廃物も受け取っている毛細血管が消失するとは一大事です。ゴースト血管が多発すると、血流低下が様々な不調を招きます。

血行と睡眠は密接に関連しています。血流をよくするには、まず、運動、そして入浴ですが、よくなった血流を保持し、不調を回復するのは睡眠の役割なのです。

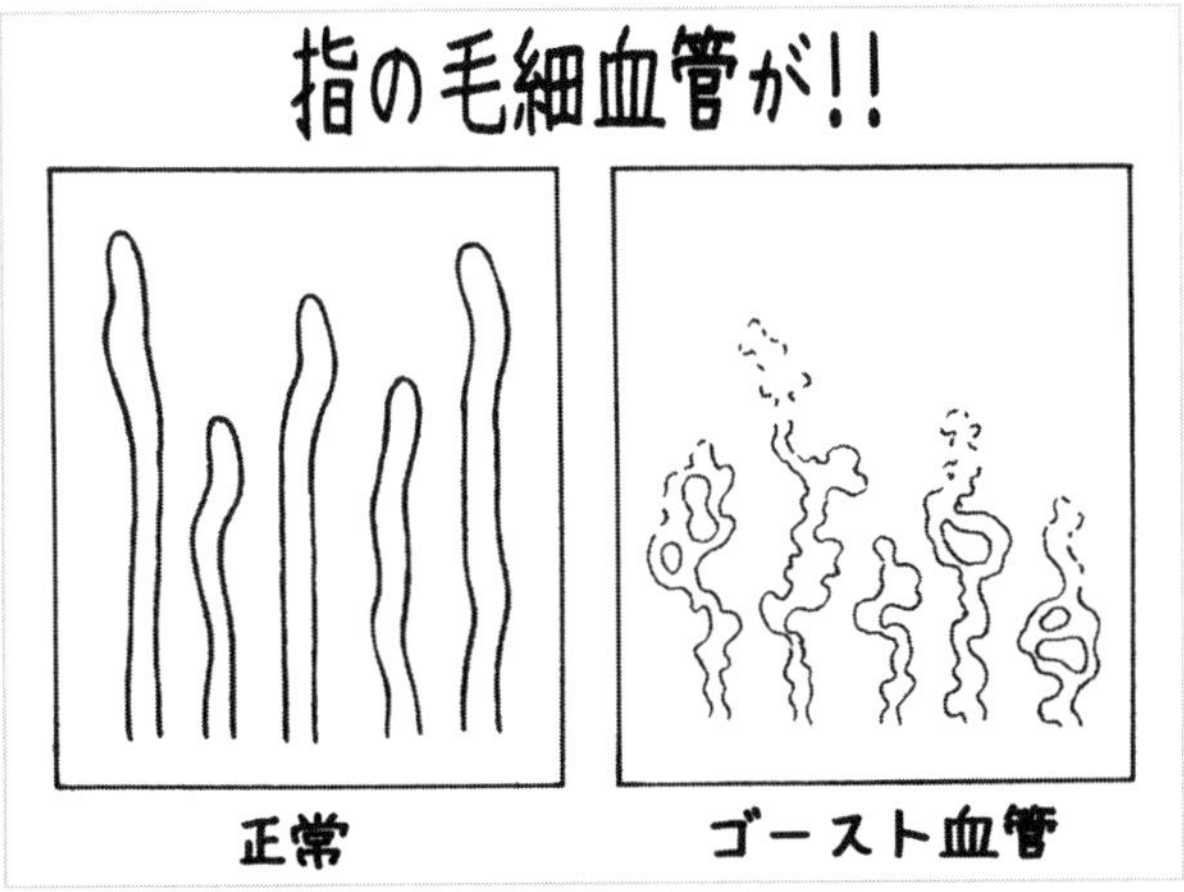

がっかりのお父さんを激励する

40代にもなると、男性として社会的自信にあふれてきますが、どうも精神の成長と自然の摂理にはズレがあるようです。職場では大きく構えていても、一方では、女性に対しての肉体的自信が揺らいできているのではないでしょうか。男性らしさと睡眠、実は深い関係があります。

男性ホルモン「テストステロン」は、男性の体の逞しさと心の勇ましさをつくる、まさに男が男たる源となるホルモンです。しかし、テストステロンは緊張に弱く、ストレスが強いと、分泌が抑制されます。「男って、実は弱いものよね」などと言う女性の言葉、うなずける気がします。

テストステロンは脳内でつくられますが、このとき、副交感神経が優位で、ゆったりとした状態であることが必要です。ですから、夜更かしや睡眠障害で交感神経が立ったままだと、テストステロンレベルは低下してしまいます。もちろん、加齢でもレベルは低下します。そんなところへ、前項の血行不良も加わると、ＥＤ（勃起不全）のリスクが高まります。

男性器は非常に細い血管が張り巡らされているので、血行不良の影響を真っ先に受けやすいからです。ＥＤになると、男性の自信は本当に揺らぐようで、自信回復に若い女性とお付き合いしなくてはと焦る向きもあるようです。しかし、そんなことより、ＥＤは血行不良なのですから、脳梗塞や狭心症など循環器系の疾病リスクの前触れとなっていることを忘れてはなりません。

テストステロンを増やすためには、睡眠をしっかりとることが先決です。同時に、栄養や運動にも気を配って、血行を促進し、アンチエイジングを実行してください。

睡眠負債と睡眠障害

睡眠障害は、ナルコレプシーなどの睡眠そのものの障害、また精神疾患や内科的疾患によるものなど様々ですが、ここでは、生活習慣による代表的なもののみを取り上げます。

イビキを侮ると大変なことになる！

睡眠時無呼吸症候群は今でこそ知られるようになりましたが、以前は、豪快なおじさんの眠りだとか、熟睡している証拠だとか、誤って捉えられていたものです。今も、その本当の恐さについて知っている方は少ないと思います。

睡眠時無呼吸は、大イビキをかくたびに呼吸が止まり、覚醒します。毎晩、何回も首を絞められ、酸素不足と睡眠不足に責められている恐ろしい状況です。しかし、本人は全く気づかないのが怖いところです。睡眠時無呼吸症候群を5年以上放置したケースでは、死亡率は20%。つまり、10人に2人が、関連する疾患によって亡くなります。10年放置なら、4人が死亡するわけで、「お父さんのイビキって豪快ね〜」などと笑っている場合ではありません。

現在の日本では、重症者で2〜300万人、予備軍は、その10倍と推測されるそうです（順天堂大学大学院　谷川武氏）。お父さんを笑ったお母さんも、加齢によって女性ホルモンが減少すると、イビキ保持者になるケースがあります。顎の細いイケメンのお兄ちゃんも保持者の可能性があるし、お姉さんも子供もみな、イビキはかけるのです。図表13の睡眠時無呼吸症候群が招く疾病リスクをみて認識を新たにしてください。

怪しいと思ったら、睡眠時無呼吸専門の医療サイトをチェックし、専門医に相談しましょう。その際、イビキの録音や生活日誌を持参すると診断の助けになるでしょう。

体験談　一難乗り越えた企業戦士

Cさんは、24時間企業戦士が賛美された時代に某大手企業に入社。残業に精を出し、休日のゴルフ接待も怠らず、睡眠時間を削っての働きぶりでした。中年になると、メタボになり、イビキがひどくなりましたが、放置すること5年以上。ある日、突然、倒れてしまいます。

病名は心筋梗塞でした。Cさんは睡眠時無呼吸症候群だったのです。若い頃からの睡眠負債↓メタボ↓睡眠時無呼吸症候群↓心筋梗塞という図式です。幸い命は助かり、現在は減量して、すっかりスリムに。もちろん、もう、大イビキはかきません。

睡眠不足症候群

睡眠不足を感じる人々の中で最も多いのが「睡眠不足症候群」です。これは睡眠の病気とは言えませんが、睡眠習慣の悪さによって睡眠負債が大きくなり、社会生活に支障をきたしている状態をさします。ひどくなれば、ひきこもりやうつ症状に発展することもあります。子供の場合は「しつけ不足症候群」ともいわれます。

睡眠不足症候群は、とにかく、そうした状態にはやく気づき、かくれ不眠から脱却するための生活改善を行わなければなりません。そのためには、まず、専門医にチェックをしてもらい、過眠症などの障害でないことを確認します。その後、睡眠日誌をつけながら、改善を要する点を見つけ出し、睡眠相談や認知行動療法、カウンセリング、コーチングなどの指導を利用して、睡眠習慣を正していきます。

病気ではないといっても、QOLを害しているのですから、人生にとっては大きな問題です。睡眠不足症候群は、長く患っていればいるほど、改善が難しくなることを肝に銘じてください。

〔図表 12　睡眠時無呼吸症候群の症状と原因〕

睡眠時無呼吸症候群による症状

・中途覚醒　夜間頻尿
・起床時の喉の渇き　頭痛
・日中の眠気が強い
・疲れやすい
・日中のパフォーマンスの低下
・うつっぽい
・高血圧
・むくみ

睡眠時無呼吸症候群の原因

・肥満
・加齢による上気道の筋力低下
・睡眠薬・アルコールの摂取
・高すぎる枕
・鼻ポリプ　鼻中隔湾曲　鼻炎
・小顎症　扁桃・アデノイドの肥大
・舌の肥大　歯並びが悪い
・呼吸器・循環器の疾患

〔図表 13　睡眠時無呼吸症候群が招くリスク〕

睡眠時無呼吸症候群が招く主なリスク

・肥満　高血圧　脂質異常症
・メタボリック症候群
・循環器系疾患（脳卒中 心筋梗塞など）
・糖尿病
・認知症
・誤嚥性肺炎
・ED　緑内障
・事故　作業ミス

概日リズム睡眠・覚醒障害群

概日リズム睡眠・覚醒障害群は、睡眠と覚醒の体内リズムが乱れて、社会生活に支障をきたす障害です。リズムが前進したり、後退したり、バラバラになったり、また、昼夜が逆転する場合もあります。

特に、最近は、夜型生活が極端になって、生活に支障が出る睡眠覚醒相後退障害が目立ちます。筆者が相談を受けたことのある定時制高校では、昔のように日中、働かなければならない学生は少なく、朝起きられないために午後に通学する学生がたくさんいました。起床困難は、子供の頃からの睡眠習慣が誘因になっているケースも多く、、睡眠と心身の発達の関連を考えると、大げさではなく、国家的大問題といえるのではないでしょうか。

いずれにしろ、睡眠のリズムが狂うと、体の不調が起こり、認知機能やパフォーマンスが低下して、精神面でも不安定な生活を余儀なくされます。国民の夜型傾向が止まらない現在、あなたも睡眠障害予備軍ではないでしょうか？　今一度、睡眠の大切さを思い起こし、生活改善に取り組む意志をもってください。

不眠障害

だれでも、時々は、「不眠症状」になることがあります。原因は、体調が悪い、ストレスが強い、体内リズムが乱れている、寝室環境や寝具の状態が悪いなど様々ですが、いつのまにか、眠れるようになっているものです。

しかし、「寝付けない」「夜中何度も起きる」「朝とても早く目覚める」「熟睡感がない」などの症状が1か月以上も続き、それによって日中の生活に支障があれば、不眠障害（不眠症）と診断されます。

不眠障害は、体内リズムの乱れやストレスの他にも、加齢や病気によっても起こります。薬の副作用として、不眠症状が出る場合もあります。

不眠は睡眠の悪循環を起こし、長く続くと、うつ病を発症したり、睡眠負債から生活習慣病に繋がりますから、必ず睡眠の専門医を訪れてください。自己判断で睡眠薬を買い求め、症状をごまかすことはしないでください（睡眠薬をアルコールと一緒に服用すると、意識障害を起こす危険があります）。

不眠外来を訪れる人の中には、身体的に異常はないのに眠れないと思い込んでいる人が多くいるといいます。これを「精神性不眠」と呼びます。睡眠に不安を感じ、眠らなければという脅迫観念を持つことで不眠が起こったものです。女性に多く見られ、著者の周囲でも、睡眠薬を飲まないと安心できないという中高年女性が目立ちます。

解決策は、思い込みをとりさるように、認知行動療法やカウンセリングを受けてみることです。それと同時に、ストレスを貯めこまない、規則正しい生活をする、運動や人づきあいを活発にするなど、生活環境の改善も行いましょう。第６章の具体例を参考に、できることから取り組んでほしいと思います。

体験談　早すぎる就寝はNG

Uさんは70代の女性。専業主婦です。毎晩、午前3時ごろに目覚めてしまい、その後眠れなくて困っているとのこと。いろいろお聞きすると、なんと就寝時刻が午後8時。そりゃ、3時に目覚めて当然です。高齢者には、早寝をしなくてはいけないという思い込みの方が非常に多くいらっしゃいます。

アドバイスは、日中の生活を活性化して、就寝を10〜11時ぐらいに段階的に遅らせていくようにとお話しました。

睡眠時間は8時間とるべき、早寝をしなくてはいけない、昼寝は怠け者のすること、こんな昔の常識を守っている方が若い人でも案外いるものです。

現代医学は進歩がめざましいので、日々、信頼ある情報を得るよう心がけましょう。

これまで様々な睡眠負債による健康リスクを見てきましたが、睡眠をきちんととらないと、いかによくないかがわかったと思います。ここで、「わかったから、早く処方箋を示してくれ!」と迫られそうな気がしますが、小手先の処方では睡眠改善は意味がありません。

まず、睡眠のメカニズムをきちんと知っておくことが必要です。次章で学んでみましょう。

第4章　さあ、睡眠のしくみを学んでみよう！

3章までで、睡眠を侮ると何が起きるか、わかっていただけたと思います。じゃあ、どうしたらいいのかと気持ちがはやるかもしれませんが、ここは落ち着いて、まず、睡眠とはどういうものについて、基本の知識を学んでみましょう。

睡眠基礎講座　1時間目　睡眠は覚醒と対等な存在である

これから講座を受けるにあたって、まず、右のタイトルにある言葉を心に銘じてほしいと思います。そうしないと、後で学んだことが水の泡になるのではないかとの老婆心から・・・。

「睡眠は覚醒と対等な存在」、つまり、眠ることは、起きて活動することと同じように大切だという意味です。現代人は昼間の活動ばかりに目が行き、睡眠の存在を忘れがちです。

□　床についても、昼間の出来事のことや明日の予定のことで、頭がいっぱいだ。
□　夜になったことは時計で知ることのほうが多い。久しく夜空を見ていない。
□　できることなら、睡眠時間を縮めて、仕事に専念したいと思う。

右の□に、チェックの入った人は、夜を意識することが少ないかもしれません。今日は夜空を眺め、夜風に当たり、月や星を見てください。灯りのまたたく都会にいても、感覚を研ぎ澄まして夜を感じてください。

「古事記」中に、ヤマトタケルが従者に、こう尋ねるくだりがあります。「新治・筑波を出てから、どのぐらいたったのか？」　火の番をしていた老人の従者は、こう答えます。「九夜と昼は十日でございます」

現代は夜も昼もひとくくりですが、古代は夜を数えていたのです。夜と昼を対等に考えていたわけです。暗闇の中、焚き火の明りに照らされて、タケルと老人の姿が浮き上がる・・・そんな場面を私は想像します。

睡眠と覚醒は対等な存在であることを胸に刻んだら、準備編は、これでクリアです。

睡眠基礎講座　２時間目　睡眠の形はどうなっているんだろう？

自分がどう眠っているのか記憶にないこと、何だか不思議で情けないような気がしませんか。そもそも眠るとはどんな状態をいうのでしょうか。２時間目は、そんな素朴な疑問について学んでみましょう。

レム・ノンレムってどういうこと？

レム、ノンレムという言葉、聞き覚えがあるかもしれません。これは2種類の異なる睡眠の形で、人間の睡眠はこの２つがワンセットの単位となって成り立っています。

こうした睡眠形態を持つのは、鳥類と哺乳類だけで、魚類や爬虫類にはレム睡眠しかありません。

この違いは脳の発達の程度によります。例えば、カラスの知能は相当な高さだし、犬猫でも、非常に発達した感性を持っています。

このように鳥類や哺乳類は大脳が進化しているために、それだけ脳を使うわけで、放っておけば、オーバーヒートしてしまいます。そこで大脳専用のクールダウンシステム＝ノンレム睡眠が進化の過程で登場しました。ということは、大脳は私たちが眠っている間しか休めないのです（大脳が休むというと、寝入ってしまうと思われがちですが、そうではありません）。オーバーヒートを防ぐために、クールダウンというケアをするといったほうがいいのかもしれません。睡眠不足で頭の働きが鈍るのは、そのケアがきちんとできていない証拠です。このことをしっかり覚えておいてください。

では、一晩のノンレム・レムはどう動いていくのでしょうか。図表14を見てください。眠りは、まず、ノンレムから始まります。ウトウトからグッスリまで、4段階で徐々に深まっていきます。この過程には、15分ぐらいかかるものですが、もし、20分以上かかるようだと、不眠状態と言えます。ただ、ここで注意したいのは、2～3日の不眠状態で、すぐ、不眠症だ！　と思わないでください。そんな状態が1か月以上も続いていたら、受診が必要だということです。一方、バタンキューも問題です。あっという間に寝付くのだから、問題なしと思っている人がなんと多いことか。バタンキューは、睡眠不足が非常に溜まっている状態で、毎日そうなる人は、睡眠改善が必要なのです。

眠りに入ると、大脳皮質の働きが低下してきて、ぼんやりとした単調で感情の盛り込みのない夢

〔図表 14　若者と高齢者こんなに違う睡眠脳波〕

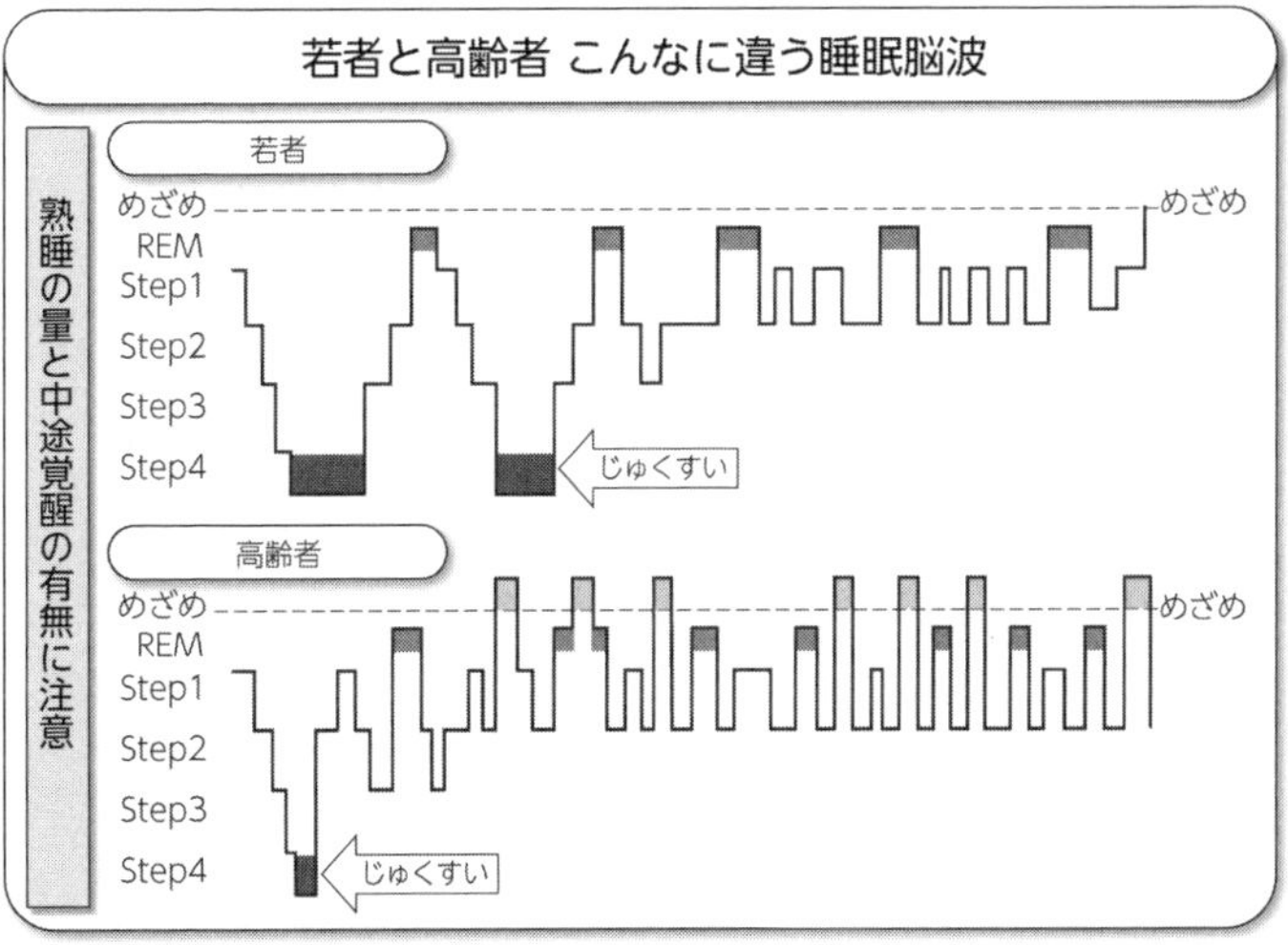

が出てきて、記憶作業が始まります。更にステージが進み、３、４段階の深い状態に達したとき、肝心要の熟睡タイムとなります。ここで、成長ホルモンが１日のうちで最大の分泌を示し、体の成長と修復を行います。また、大脳のクールダウンも行われますが、その一方で、より複雑な記憶の固定を行っていると考えられています。ですから、この熟睡タイムはとても重要な時間で、それがしっかりとれるかどうかが睡眠の質を決め、人生を左右するとさえ言えるかもしれません！

ノンレム睡眠が熟睡から再び浅い状態に移っていくと、今度はレム睡眠が現れます。寝ている人を見ていて、閉じた瞼の中で目が左右に速く動いているのに気がついたことはありませんか？　この現象を Rapid Eye Movement と言い、略してＲＥＭになります。

レム睡眠の発見者、アゼリンスキーが我が子の目が動いたことでレム睡眠を発見したというのは、興味深いエピソードです（レム睡眠は図の位置的に浅い睡眠に見えますが、ノンレムとは全く違う形の睡眠なので、浅い睡眠と形容するのは誤解を招きます）。レム睡眠中、なぜ、目が動くかについては、まだよくわかっていません。

レムに入ると、脳と骨格筋の連絡が遮断され、体は動けなくなります（霊の仕業なんて騒がれる金縛りは、このことが原因です）。そして不思議なことには、睡眠中のはずなのに、脳のほうは活発に動き出して、ストーリー性を持つ夢が現れます。

こうしてノンレム・レムのセットが１つ終わります。ワンセットの長さはだいたい80～１００分といいますが、個人差があります。通常、このセットが４～５回繰り返されて、眠りは浅くなり目覚めます。目覚まし時計が鳴るのが、このときと合っていれば、起きやすく、逆に、眠りがまだ深めであると、起床がつらいわけです。

◎トピック　都市伝説「睡眠のゴールデンタイム」

長い間、午後10時から午前2時が睡眠のゴールデンタイムだと巷で伝えられてきました。しかし、これは現代睡眠学で言えば、根拠がありません。先に述べた熟睡タイムは、ノンレム・レムのセットの１回目と２回目回に現れるので、合計でだいたい３時間ぐらいになります。つまり、午後10時に寝入れば、午前1時ぐらいまで、０時なら３時ごろまでがゴールデンタイムになります。いつ寝入るかは人それぞれですから、「午後10時から午前2時」を気にする必要はありません。

睡眠のゴールデンタイムが、寝付いてから約3時間というと、「じゃあ、寝るのは3時間で十分ですよね」というハリキリ人間がいます。しかし、睡眠の後半にはレム睡眠が増え、その役割を果たすので、好き好んで短時間睡眠をするのは愚かです。心身のために必要だからこそ2種の睡眠が存在するのですから、一晩のサイクルをしっかり眠り終わることが大切です。そして、ゴールデンタイムが人それぞれとは言うものの、0時までには、就寝するように心がけてください。

睡眠なくして、記憶なし

記憶することは、生存のために絶対不可欠なものです。第2章で、「眠らないと、おバカさんになる」といいましたが、では「寝る子は賢くなる」と言えるのでしょうか。

答えはイエスです。睡眠をとることで、「記憶の整理・固定・強化」が行われるのは、様々な研究実験で確かめられているからです。脳は睡眠中に、昼間に入った夥しい情報の価値を見定め、消去したり、保存したりします。選りすぐられた記憶は、大脳皮質に格納され、次に新しい情報が入ってきたときに、引き出されて、新しい情報の価値判断に役立てます。

そう聞くと、「仕事で差をつけたいから、もの覚えがよくなる方法を教えてくれ！」と迫られそうです。しかし、現在の研究段階では、記憶と睡眠が関係することはわかっても、どの記憶が睡眠段階のどこでどう処理されるか、はっきりしていません。一口に記憶と言っても、様々な種類があるからです。語彙や数式をただ暗記するのと事柄と事柄の関係性を覚えるのとでは違います。また、いつ、どんな出来事があったかという記憶や様々な感情が盛り込まれている記憶（自伝的記憶）もあります。

それでも、よく引き合いに出されるのはこんな実験です。被験者に単語を覚えさせ、睡眠をとるグループととらないグループに分けます。すると、睡眠をとらなかったグループに比べ、眠ったグループでは覚えた単語の想起率が上がったのです。スポーツや技芸なども試行錯誤して練習した後、睡眠をとると技量が向上します。これらにはノンレム睡眠が関わっているといわれます。

あの長嶋茂雄元監督は、夜、寝る前に真っ暗な部屋で素振りの練習をしていたといいます。暗闇の中で体感覚を養い、眠って記憶。さすが、名選手になれたわけです。

一方、レム睡眠も記憶に関与しますが、特に私たちの感情と深く関係しているといわれます。レム睡眠中は、記憶の保存を行う海馬という脳の部位と喜怒哀楽や恐怖・不安などの感情を司る扁桃体が活性化するからです。そして、レム睡眠が仕事をしている過程で、自主上映の夢が現れると考えられています。しかし、レム睡眠の仕事とはどんなもので、夢が何のために現れるのかについては諸説あり、研究途上です。

一説には、記憶を整備し、生存戦略に必要なプログラムをつくる過程で、夢の映像が現れるとするものや、深層心理や連想と関係しているともいわれます。また、夢は単なるバグやノイズのようなもので、不要な記憶を消去した際に出るという説もあります。

どれにしても、夜ごとの自主上映には駄作もあれば、名作（迷作？）もある、意味深なものや、ひどくリアルなもの、時に神の啓示かと驚くものもあって、私たち素人にとっては、不可思議の一言です。しかし、夢が明らかに自分の記憶と関係することは、わかるでしょう。

著名な睡眠科学者のマシュー・ウオーカーは、レム睡眠は「夜間セラピー」だと言っています。つまり、ある記憶が辛い感情を伴っていた場合、その辛さを軽くしたり、消去したりする役割があるというのです。「眠って忘れろ」ということでしょうか。レム睡眠が心の立て直しに役立つなら、これも1つの生存戦略といえるでしょう。

体験談　眠りが取り去った苦しみや悲しみ

友人のNさんは、息子さんを自死で失いました。そこに至る親子の長い、長い苦しみの日々、Nさんはまともに眠ったことがなかったといいます。息子さんが亡くなってからも、苦しみは続きましたが、とにかく眠くて、眠くて、眠ってばかりいたそうです。そのうち、だんだん悲しみが薄れていったので、眠りの力を実感したと語ってくれました。彼女にも夜間セラピーが働いたのでしょうか。

夢で人生の成功者になるのも夢ではない!?

謎多き夢の世界ではありますが、夢には素晴らしい効果があることも忘れてはなりません。レム睡眠中、脳は活発に活動しますが、外界とは完全に遮断されているので、起きているときのような社会に縛られた考えや理屈はありません。つまり、全く自由な解放された状態なので、時に「セレンディピティー」が起こります。セレンディピティーとは「思いがけないものを発見する能力」で、夢が大発見や芸術のヒントになることがあるのです。

化学の授業でお世話になった元素周期表をつくったメンデレーエフは、夢に表が現れたと言い、あのポールマッカトニーは、イエスタディの曲を夢で聴いて仕上げたそうです。宮崎駿監督はアイデアに詰まると昼寝をしに行くそうだし、漱石や太宰、賢治らも作品の題材を自分の夢に求めていました。夢の効用は、脳に蓄えた様々な記憶が、いい具合に繋ぎ合わさって、イメージ化されることなのでしょう。睡眠は創造力をも豊かにしてくれるのです。あなたも夢で何かすごい発見ができるかもしれません。もっとも、空っぽ頭と睡眠不足では、話になりませんが。

以上のように見渡してくると、レム睡眠とノンレム睡眠のどちらも大切なものであり、互いに連携しあって、記憶を支えていると考えるべきです。ですから、もう一度言いますが、睡眠サイクルを最初から最後まで、しっかりとることが重要なのです！

私たちは、いったい何時間眠ればいいのか

睡眠サイクルをしっかり消化すべきことはわかりましたが、それでは、私たちはどのぐらいの睡眠時間をとったらいいのでしょうか？

以前は8時間と言われましたが、そうではありません。睡眠時間は人それぞれで、遺伝子と環境で決まるといわれています。非常に少ない割合ですが、生まれつきの短眠者、長眠者が存在します。しかし、世界中の人々の統計を取った結果、成人には、およそ7～8時間の睡眠がちょうどよいと感じられることがわかりました。7～8時間の睡眠では、死亡率や様々な疾病の罹患率も低くなっているので、これが、現代人の望ましい睡眠時間と言えます（図表15）。

〔図表15　睡眠時間と死亡率〕

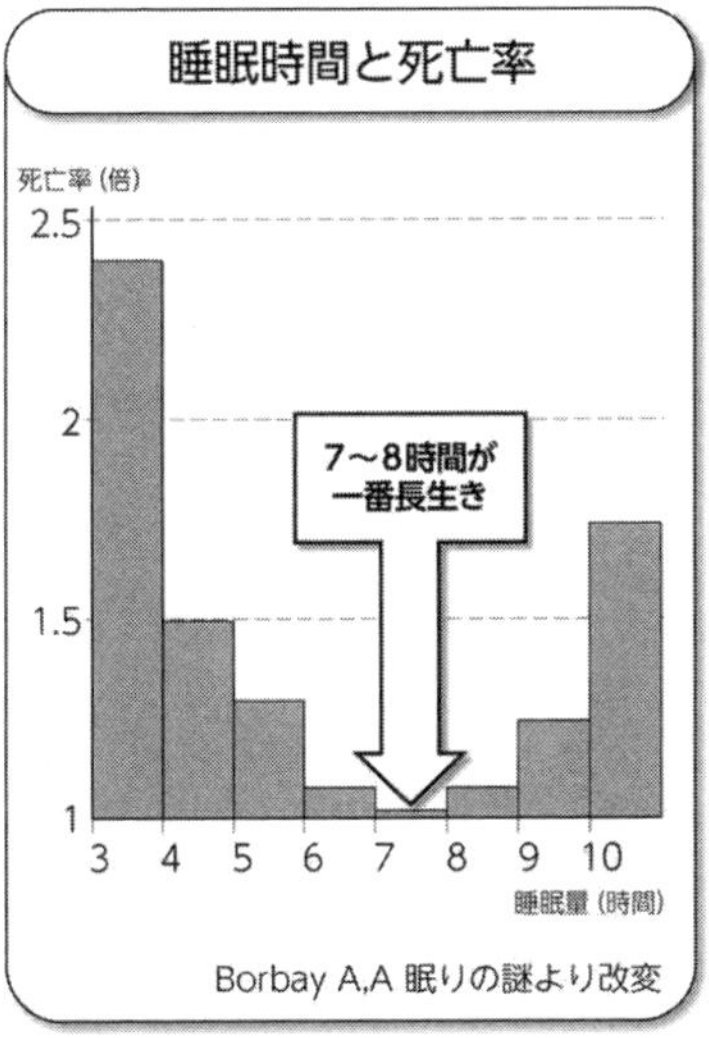

マイクロスリープの恐ろしさ

皆さんは羊の睡眠時間はどのぐらいだと思いますか？　意外にも、それは3時間程度です。これは、1日中草を食べていなくてはならないことと、うかうか眠っていて、狼の餌食にならないようにとの生存戦略とも考えられます。

大型の草食動物は、睡眠時間が短い種が多いのです。また、水中哺乳類のイルカやクジラは、脳の右半球と左半球を交互に眠らせるし、渡り鳥に至っては、眠りながら自動飛行モードで飛び続ける芸当ができるのだとか。

このように動物の睡眠形態が異なるのは、その生態に即して、とにかく、なんとしてでも、眠りを確保するように仕組まれているからです。睡眠はそれほど大事な生理現象なのです。ですから、睡眠不足がひどくなると、体は無理にでも眠りを取らせようと、非常に短いマイクロスリープを起こしてきます。だれしも経験のある、あのガクッといくヤツです。秒単位で現れるので、その一瞬が事故や惨事に繋がります。睡眠負債が非常に大きくなると、眠気を感じること自体がマヒしてしまうケースもあり、とても恐ろしいことです。

体験談　マイクロスリープ、危機一髪！

知人のIさんは、重度のアレルギーで、湿疹に苦しみ、満足に眠れない日々でした。でも、仕事を休むわけにはいかず、車で職場に向かっていたときのことでした。自分では気を引き締めていたつもりが、信号待ちの途中、ふと意識がなくなりました。後続車のクラクションで、はっと目が覚めたそうです。「もし、青信号のときだったら、命はなかったかも・・・」と、今でも文字通り青ざめるそうです。

眠気なんて何とかなるさと、軽く考えている人はたくさんいます。しかし、決して眠気を侮ってはいけません。

第2章の眠気の項をもう一度読んでみてください。

〔図表 16　睡眠をもたらす要素〕

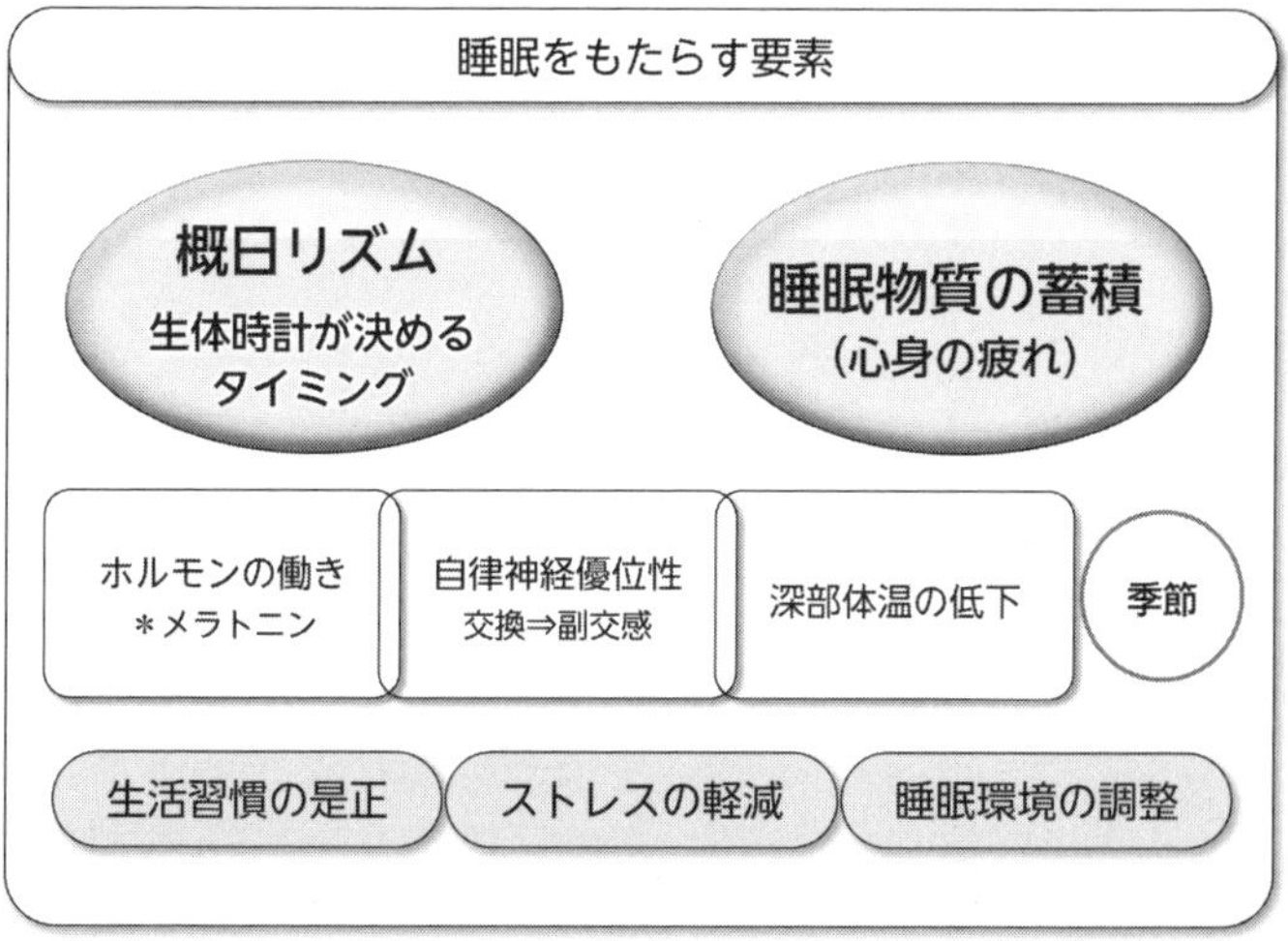

睡眠基礎講座　３時間目
どうして眠くなってしまうんだろう？

次の時間は、私たちを眠りに導くものについて学びます。

図表16にあるように、まず、２つの大きな機能に、ホルモンや自律神経、体温が関わってきます。こうした体の働きの上に、季節や寝室寝具の環境が影響を与えます。そして、大問題のあなたの生活環境・生活習慣が関わってくるのです。

体内時計が、あなたの寝起きを支配している

私たちを眠らせる第一の要素は体内時計機構と言われる働きです。私たちのこの体、実は時計仕掛けだと言えば、驚くでしょうか。地球上のほぼすべての生物に体内時計が備わっています。

体内時計は、時計遺伝子によって動き、太陽や地球の運行に合わせて進みます。ビッグバン以来流れ続ける「時」が自分の体の中にも流れていると思うと、やっぱり私たちは宇宙の一部なんだなあと感じませんか。

人の体内時計は昼行性、つまり昼型仕様です。昼行性の動物は外が暗くなったら眠るようにできています。そこのところ、あなたはどうですか？

□　夜中に何かするほうが、いい感じでできる。
□　何やかんやで、0時前には寝られない。
□　深夜までPCやスマホ、TVを見て起きている。

どれか、当てはまりましたか？　言わずもがな、夜更かしは昼行性の人にはよくありません。そのわけを説明していきましょう。

快眠の絶対条件、これを外したら、永遠に快眠はない！

生物の体内時計は、概日リズム（1日のリズム）を持っていますが、地球の24時間とピッタリ一致しているわけではありません。その理由はまだ謎ですが、地球の24時間とのズレは、体のリセット作業で解消しています（新しい報告では、日本人の1日は24時間と10分ぐらいということです）。

人のリセット作業は、朝の太陽光を目が感知することで始まります。目には、体内時計を調

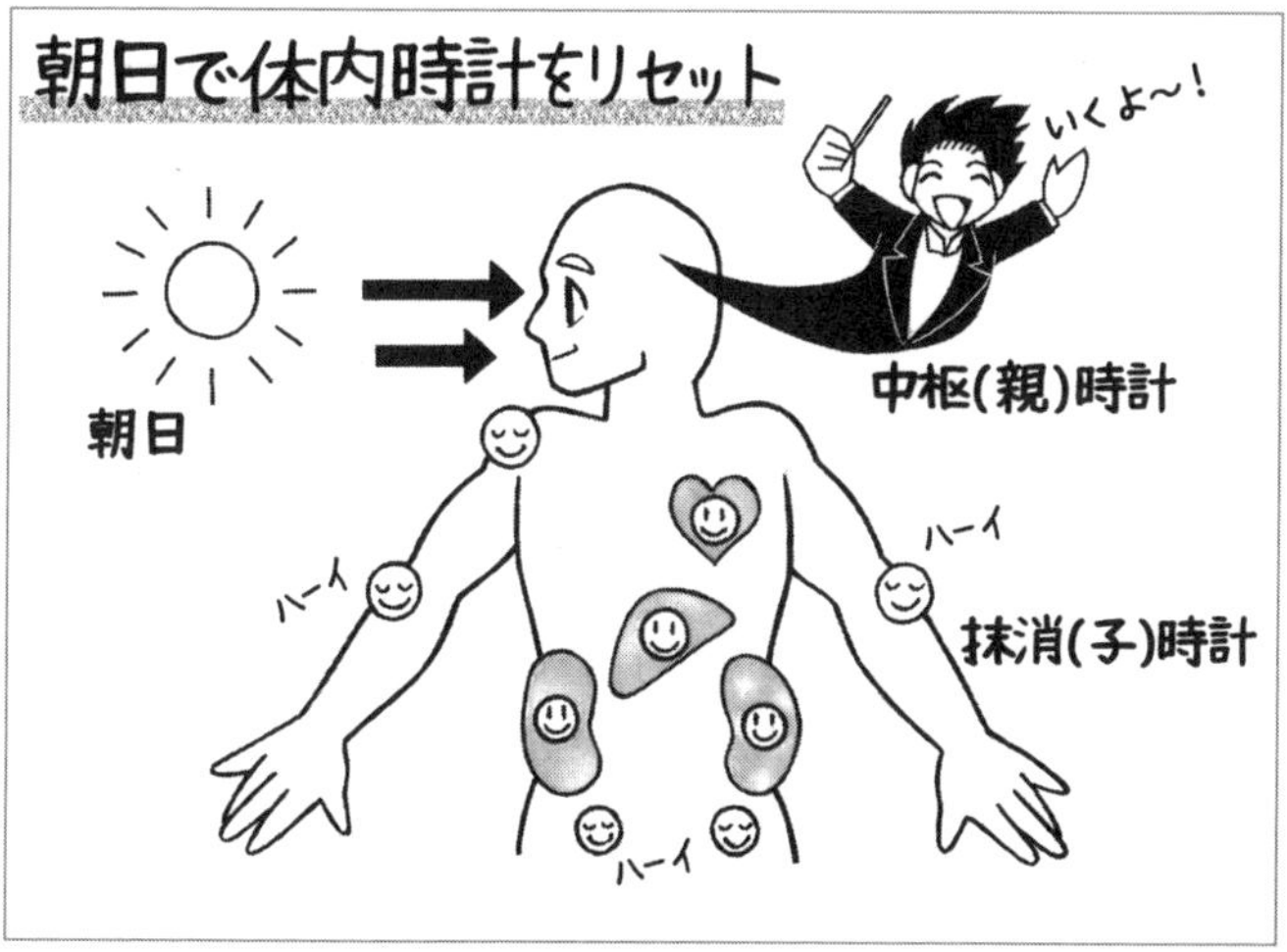
朝日で体内時計をリセット
いくよ～！
朝日
中枢(親)時計
ハーイ
ハーイ
抹消(子)時計
ハーイ

節するために、光を感受して光情報を脳に伝達する特別な視細胞があるのです。その細胞の働きによって、光情報が脳内の視交叉上核にある親時計（中枢時計）入ると、たちまち、体の細胞1つひとつの子時計に情報が伝わります。各臓器は、抹消時計というそれぞれの時計で時を刻んでいるのですが、親時計の情報が入ると、リセットを行います。

つまり、親時計というオーケストラの指揮者がタクトを振ると、体の時計たちはそろってスタートし、これから24時間のサバイバルに出向するというわけです。

このときに1日の睡眠覚醒のリズムも決定し、睡眠に入る時間もスケジュール立てされます。ですから、眠りには、なんと、朝が起点なのです！

昼行性の人は、本来、早起き早寝が習性なのです。こう言ったら怒られそうですが、ねずみやゴキブリと同じになっている人はいませんか？

　朝に起き、夜、眠くなる睡眠覚醒の概日リズムの他に、眠くなるリズムはいろいろなスパンがありますが、一番身近なものは、サーカセミディアンリズムと言い、12時間ごとに来る眠気です。まずは午後の眠気。学生の頃、午後の授業で眠気を堪えるのに必死だったのを思い出しませんか。この時間帯に重要な会議を入れるのは避けたいものです。

　この眠りのリズムは自然の恵みで、ここで昼寝をすれば、午後のパフォーマンスは上がります。毎日15分間の昼寝の導入で、東大など難関校への合格者数を増やしている学校もあります。また、昼寝をしている高齢者は長生きすることも明らかになっています。

ただし、昼寝は長すぎると、頭痛やだるさが起こります。15～20分（中高年は30分ほど）ほど眠るのがよく、このような昼寝をパワーナップと言います。

　次の眠気は、午前4時頃で、体温がもっとも下がる時間帯です。この時間帯に、深夜便トラックなどの居眠り運転事故が多発するのもうなずけます。貧眠国家日本こそ、国が昼寝の実施に取り組んでほしいものですが・・・。

　さて、皆さんはブルーマンデーという言葉をご存知ですか？　ブルーマンデーとは月曜日の体調不良のこと。原因は、土日で長々朝寝坊をしたり、夜更かししたりで、体内リズムが狂ってしまった結果です。つまり、自ら招いた時差ボケです。何時間の時差だったかはそれぞれですが、この埋め合わせに2～3日要するとして、やっと木曜日に元に戻っても、翌日は花の金曜日（古い流行語で恐縮です）となり、夜更かしをしてしまうと、またリズムは崩れます。これではいつまでたっても、よいパフォーマンスは望めません。ブルーマンデーを防ぐためには、休日の寝坊は2時間以内にとどめ、日曜は夜更かししないことが大切です。

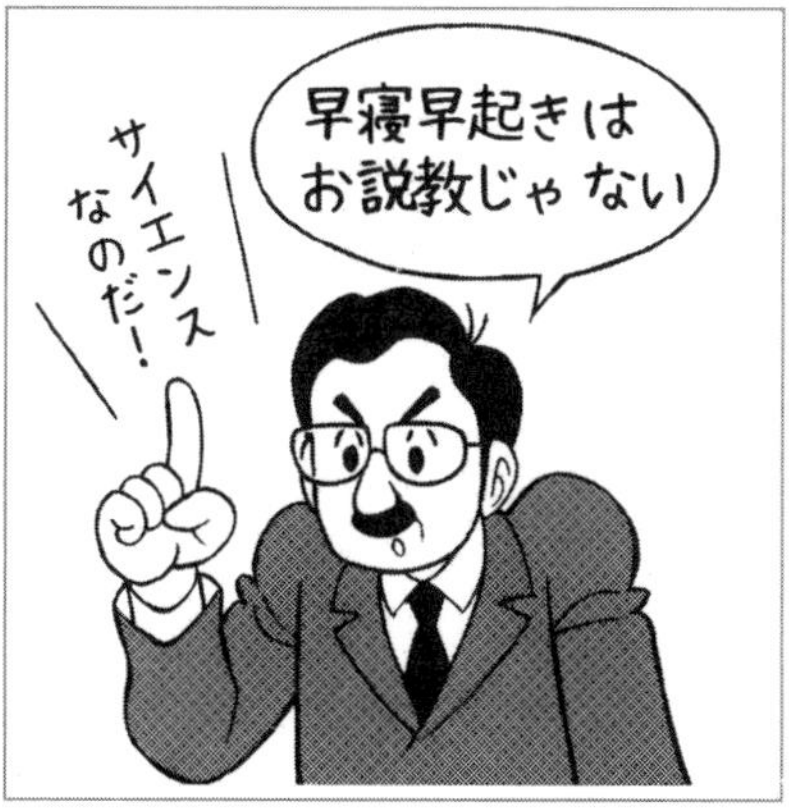
早寝早起きは
お説教じゃ ない
サイエンス
なのだ！

◎トピック　総統様の残念な睡眠

あのヒトラー総統は、精神を病み、不眠症気味で不規則な寝起きをしていたといいます。彼が眠っているときは、部下たちに彼を起こすことは許されませんでした。第二次世界大戦の運命を決した連合国軍のノルマンディ上陸作戦は、未明に始まったのですが、部下たちはヒトラーが起きるまで、出動命令を待つしかなかったそうです。もし、彼が早起きだったら、戦況は変わっていたかもしれません。

このように、睡眠覚醒の概日リズムは、体内時計の基軸となるリズムで、これが乱れると、体調が崩れます。だから規則正しく寝起きする、朝は必ず朝日を浴びて、体内時計を一斉スタートさせる、このことが快眠の第一で、かつ、絶対の条件。これを外したら、永遠に快眠はないと思ってください！

もう1つ、あなたを眠らせるものとは

睡眠覚醒リズムと並んで、もう1つ、私たちを眠らせる大きな機能があります。それは、恒常性維持機構によるものです。恒常性維持機構とは、体が常に一定のバランスを保つように働いている仕組みをいいます。睡眠と覚醒も、シーソーのように睡眠に傾き続ければ、元に戻ろうと覚醒に傾き、覚醒が長引けば、今度は睡眠に傾くというようにバランスをとっています。そうしたバランスをとるために、睡眠物質というものが一役演じています。

起きて活動していると、脳内に睡眠物質が蓄積していき、睡眠中枢に働きかけて、睡眠を誘発します。そして、一定の時間、眠り続ければ、睡眠物質が分解されて目が覚めます。睡眠物質の代表的なものにアデノシンがあります（コーヒーが眠気を飛ばしてくれるのは、カフェインが、睡眠物質アデノシンの働きを抑えるからです）。睡眠物質には、他にも様々な物質が作用し合っており、その解明はまだ研究途上にあります。

ともかく、日中が活動不足だと、睡眠物質の蓄積も少なく、寝つきにくくなるし、逆に重労働を強いられた日は、バタンキューと倒れ込んでしまいます。快眠を目指すなら、どちらも望ましくないわけで、睡眠物質を適度に蓄積させ、ちょうどよい睡眠時間で目覚めたいものです。そのためには、脳の疲労も、体の疲労も適度であることが大切です。

とはいうものの、「適度な疲れなんて、理想でしょ」とブーイングが聞こえそうです。心身の疲れが過度な私たちが、その疲れを適度にとどめるためには、どうしたらいいでしょうか。次のことを心がけてみてください。

□こまめに疲労を解消

仕事をし始めると、区切りをつけるのがなかなか難しいですね。やれやれと思ったとたん、誰かが「ちょっと、いいですか」なんて、間の悪いことも。それは仕方ないですが、ストレスや疲れが溜まったなと感じたら、その場でこまめに解消し、睡眠に負担をかけないことです。（方法は第6章参照）

□運動を習慣づけ

「仕事で疲れ切って運動なんてとんでもない」という人も多いでしょう。純粋に肉体疲労なら、休まなくてはいけませんが、脳疲労と精神疲労の溜まったオフィスワーカーは、むしろ適度に体を動かさなくてはなりません。運動はストレスを解消し、血流をよくし、成長ホルモンの分泌も増やします。さらに、免疫力も高めてくれます。ただし、習慣づけできていないと、快眠には繋がりません。

少なくても週3回ぐらいの有酸素運動をし、また、無酸素運動も組み合わせ、筋肉を強化すると、熱量消費が増え、よい疲れを得られます。（詳しくは第6章参照）

□太陽光と外気を体に取り込むこと

昔、屋内にこもってばかりいる子をモヤシっ子なんて言いましたが、現代の働く人々は、ほぼモヤシ大人です。オフィスの明かりは、500ルクスほどですが、外は曇り空でも5000ルクスぐらいあります。つまり、屋内では常に光不足なのです。太陽光と外気にあたることは、眠気覚ましになるとすでにお伝えしましたが、心身に心地よさとほどよい刺激を与えてくれます。

都心のマンションに住む知人がこんなことを言っていました。「家から仕事場まで、1回も外に出なくていいんだよ。マンションの地下から地下鉄で、仕事場も地下鉄直結のビル。便利この上ないよ」と。でも、これでは全くのモヤシです。朝ぐらいは地上に出て通勤してほしく思います。

□脳に新しい刺激を

脳を使うからといって、1人でゲームや脳トレをしても、あまり刺激にはなりません。人間は社会的動物なので、人とのコミュニケーションで脳を刺激して、適度な脳疲労を得るほうが快眠につながります。また、新しいことにチャレンジしたり、畑の違う知識を取り入れたりするのも、脳へのよい刺激です。

□ぼんやりの時間を持つこと

忙しさに慣れてしまうと、暇ができても、何もしないではいられなくなります。今どきの電車の中、ほぼすべての人が携帯をいじっています。気晴らしにはなっても、かえって情報疲れと目や首の疲れを溜め込むことになります。窓から遠くをぼーっと眺めるとか、陽だまりに座って空を見上げるとか、携帯を持たずに街をぶらつくとか、そんなことをしてみたらどうでしょう。

生活スケジュールを工夫して、仕事疲れを溜めないこと、運動や戸外の活動を増やして、体づくりをすること、チャレンジの機会を持つこと、これも快眠への大切な条件です！

睡眠基礎講座　4時間目　睡眠覚醒を支えるもの

睡眠覚醒リズムと睡眠物質の他にも眠りを左右するものがあります。それについて、1つずつ、考えてみましょう。

あなたの眠りを操るホルモンたち

体には、血圧、体温、自律神経など様々なリズムが組み込まれています。ホルモン分泌も1日のリズムを持ち、睡眠と覚醒にかかわっています。

＊眠らせ役「メラトニン」

ニックネームを「夜のホルモン」と言い、その名の通り、睡眠を誘発します。近年、その多彩さ

〔図表17　睡眠に関係するホルモン分泌〕

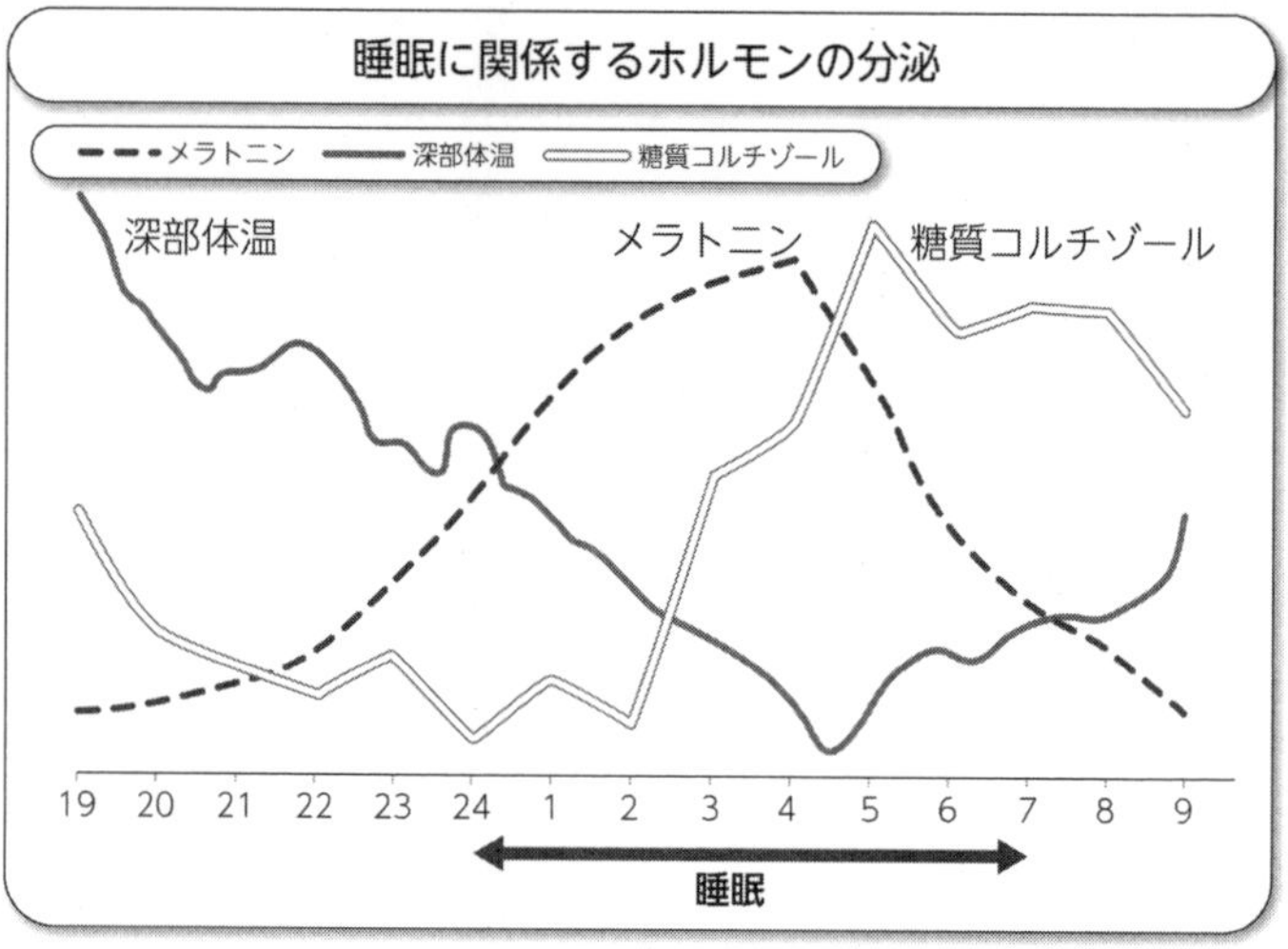

が注目を集めています。

メラトニンの役割は、

① 睡眠を誘発する
② 体内時計を調整する
③ 免疫力を高める
④ 性腺刺激ホルモンの分泌を押さえる
⑤ 抗酸化作用
⑥ 抗腫瘍作用

これだけの役割を担っているとは、まるで医者はだしの活躍ぶりです。睡眠不足でメラトニン分泌が少ないと、健康への影響が大きいことに納得がいきます。

メラトニンは夜も深まろうとする頃（起床後14～16時間ぐらい）に分泌してきますが、夜のホルモンだけあって光に弱いのです。照明が明るい部屋やコンビニのようなところにいると、分泌が低下してしまいます。特に、スマホやＰＣ、液晶ＴＶなどから発せられるブルーライトは、太陽光に近いので、これらを就寝直前まで浴びていると、メラトニン分泌を阻害します。現代社会では、これが睡眠を妨害する一番の原因となっています。

◎トピック　砂漠の生きものたちが心配

自然科学のレポートにこんな記事がありました。ネバタ砂漠の不夜城、ラスベガスの照明から漏れ渡る光が、周辺の生物の生態に悪影響を及ぼしているというのです。不夜城の明るい光が、生物の体内リズムを狂わせている可能性があるらしいとのこと。まさに光公害で、人間の身勝手さにうしろめたい思いです。

夜は明るい光を避け、居室の照明も暗めにし、メラトニンにお出まし願う。このことを必ず実践してください（第６章照明の項参照）。

＊起こし役「コルチゾール」

メラトニンが眠らせるなら、起こすホルモンも存在します。それが「コルチゾール」です。明け方が近づくと、メラトニンと選手交代で、最大分泌に向かいます。コルチゾールはストレスに対抗するホルモンで、そのおかげで私たちは、日中のサバイバルに立ち向かえるわけです。しかし、ストレスが強すぎると、コルチゾールは過剰分泌し、体調不良を引き起こし、睡眠をも妨害するとい

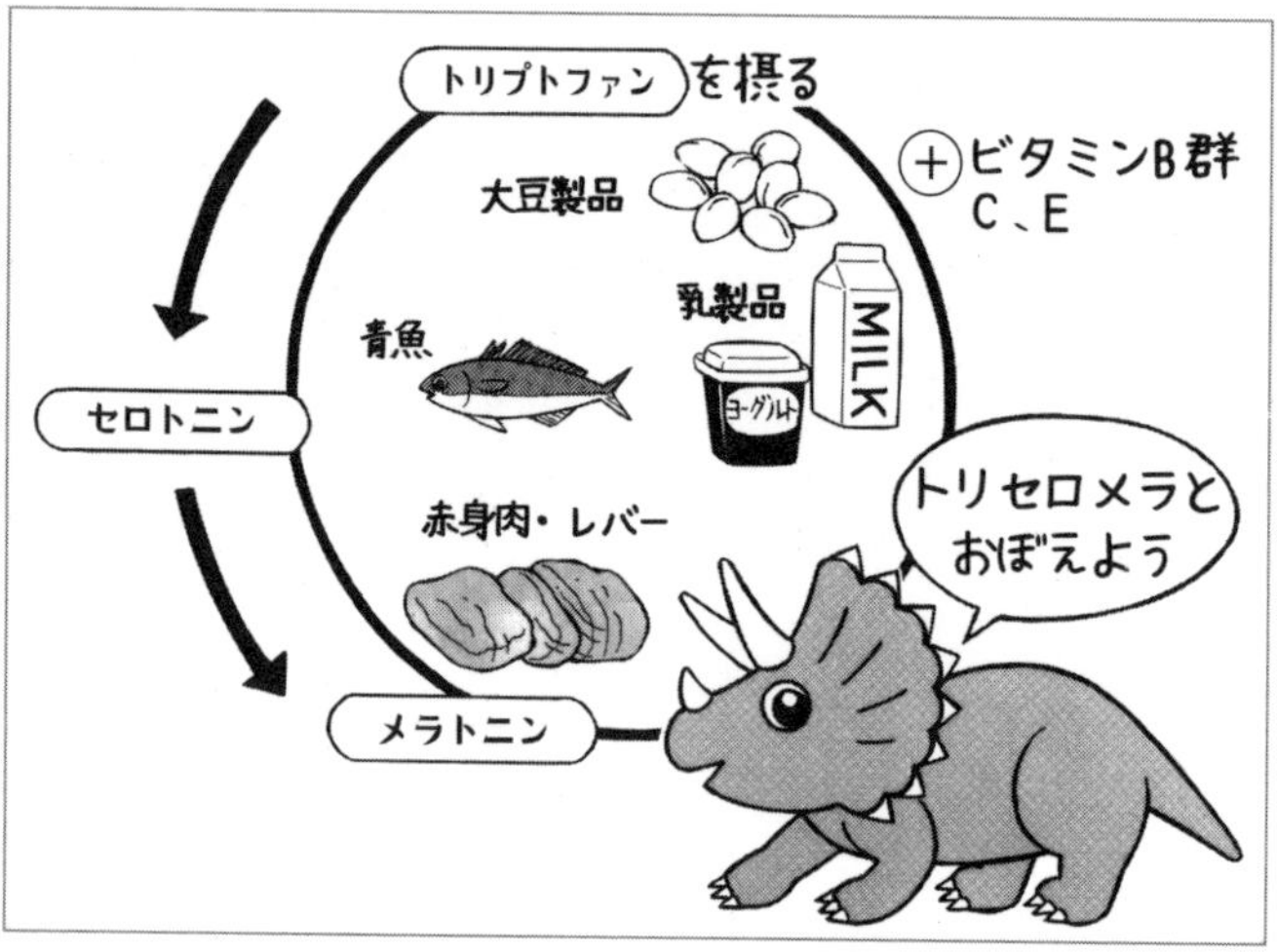

う、とんだ暴れ者になってしまいます。

＊なだめ役「セロトニン」

ところが、こうしたホルモンの暴走をコントロールする物質が存在します。それはセロトニンという神経伝達物質です。

セロトニンは興奮した精神を安定させ、良好な覚醒状態を保つ働きを持っています。セロトニンのあだ名は「幸せホルモン」。これも納得の命名です。

セロトニンについては、更に重要な役割があります。それは、セロトニン自体がメラトニンの生みの親だということ。つまり、セロトニンの一部がメラトニンに変化し、夜の出番を待つのです。

しかし、セロトニンは、体内で自然には生成されません。セロトニンを得るには、たんぱく質に含まれるトリプトファンという必須アミノ酸を食事で摂らなくてはなりません。

セロトニンは、朝日を浴び、体を動かすことで、活発に分泌しますから、ここでもやっぱり、朝が肝心なのです！

自律神経のバトンタッチは上手ですか？

自律神経は内臓の働きを調整する神経で、交感神経と副交感神経が相反しながら、呼吸・心拍・血圧・消化・代謝などの機能を制御しています。日中、活動しているときは、イケイケ系の交感神経が優位に立ち、血圧を上げ、心拍数を増やし、筋肉の緊張を強めて、臨戦態勢にありますが、空に星々が輝き出す頃には、すっかり疲れきって、まったり系の副交感神経にバトンを渡し、眠りの世界に誘います。

□　就寝直前まで仕事や家事をしている
□　寝ようとすると、日中のことをいろいろ思い出してしまう
□　明日の予定が心配で目が冴えてしまう

右にチェックが入った人は交感神経が立ちすぎているのです。安眠するには、交感神経優位から副交感神経優位へ、いかに上手にバトンタッチできるかが条件になります。

バトンタッチを上手に行う方法、それは「就眠儀式」です。何やらおどろおどろしい言葉ですが、立派な学術用語です。就寝の前、心身をリラックスさせ、これから眠りに入るという自己暗示をか

ける行為です。

それによって、副交感神経が優位になれば、すっと眠りに入ることができます。

儀式の時間は、ほんの5分10分でいいのですが、興奮することや難しいことをしてはいけません。また、ネガティヴな考えを抱くのもNGです。

逆に、必ずしてほしいことは、家族同士の「お休み」の挨拶です。喧嘩や叱責をしていたときでも、この一言が互いの心を静めて安眠に導きます。睡眠は実にデリケートなものなのです（詳しくは第6章参照）。

体験談　とても素敵なお休み前の習慣

メディアの仕事をしていたOさんは、睡眠には無頓着でした。ところが、ぎっくり腰になってしまい、夜も眠れぬ事態に陥りました。そのとき、はじめて睡眠の大切さを知り、以来、就眠儀式オリジナル版を実行しています。それは、ロウソクの炎を眺めること。ロウソクの炎の揺れは、体内リズムと共鳴して自律神経を整え、心を落ち着かせる効果があります。Oさんは、和ロウソクの美しさにも魅せられ、収集も始めたとのことで、本当に素敵な就眠儀式だと思いました。

安眠のためには、交感神経のイケイケ君から副交感神経のまったりさんへ、スムーズなバトンタッチができるように、工夫しましょう。

〔図表18　朝型人間と夜型人間の体温上昇のちがい〕

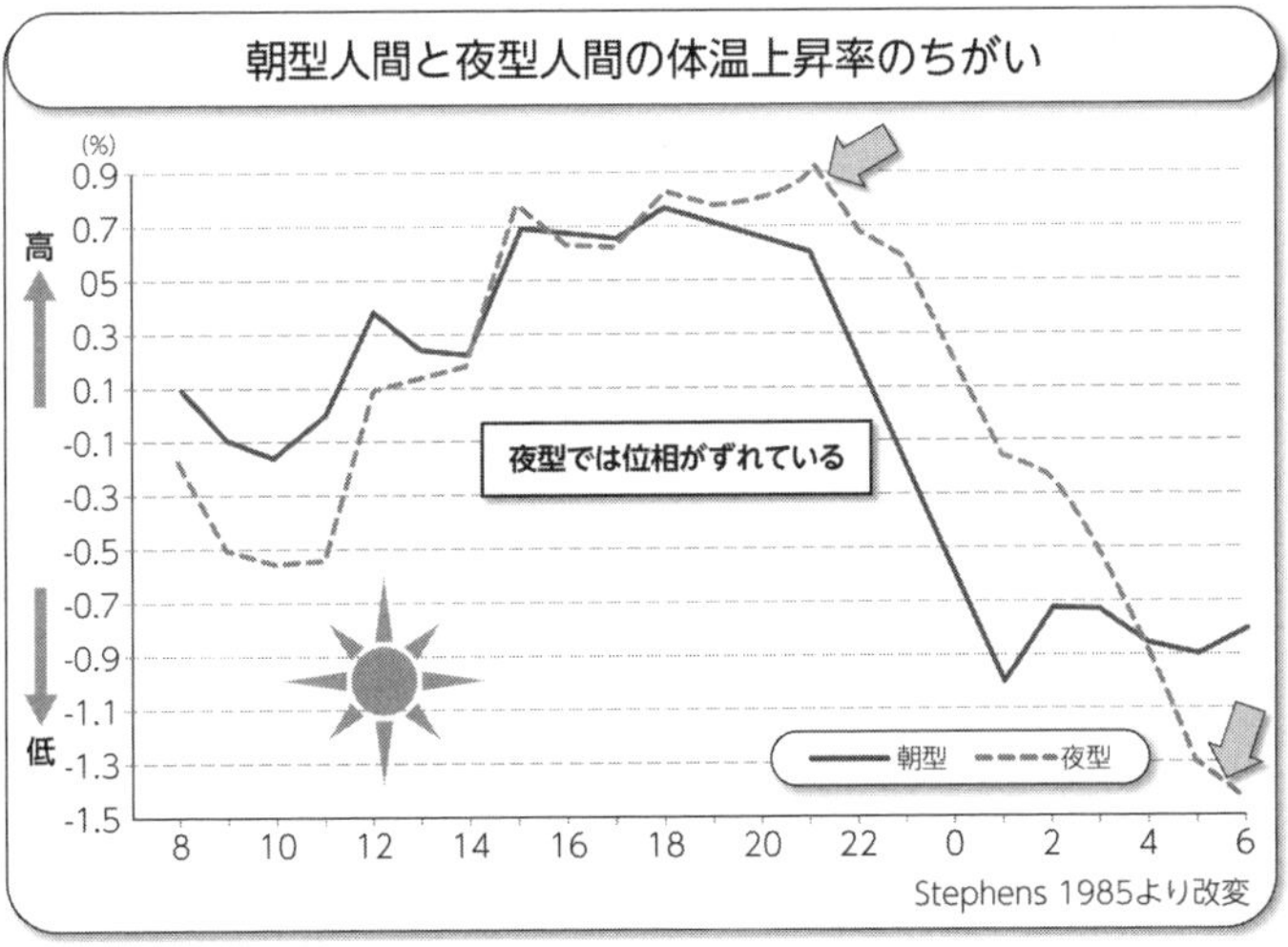

体温について改めて考えてみよう

風邪をひくと、体温を気にしだし、上がったの下がったのと騒ぎますが、平熱の時でも、体温は日内変動をしています。ここで言う体温とは、皮膚温ではなく、深部体温（体の内部の温度）のことで、その1日のリズムは、睡眠と覚醒に関係します。

朝、上がり始めた体温は、午後、昼の眠気がきたときは少し下がりますが、夕方から8時ごろまでは高くなっています。この時間帯は、睡眠禁止帯と言われるほど眠りにくいときで、逆に言えば、よく活動できる時間帯になります。ここで、運動・夕食・退社後の楽しみなどと、活動の効果は高いはずですが、実際はお疲れモードかもしれません。睡眠禁止帯を有効にするには、睡眠不足をなくし、眠気や疲れが出ないようにすべきです。

睡眠禁止帯を過ぎると、深部体温は睡眠に向けて徐々に下がっていきますが、しっかり下がらないと、寝付けなくなります。深部体温を下げるには、入浴などでいったん、体の内部を温め、血流をよくし、抹消血管から体内の熱を逃がす必要があります。

冷え症の人が寝付けないのは、このプロセスがうまく運んでいないからです（冷え解消にはQ＆A参照）。また、夜更かしや不規則な生活で、体温のリズムがずれていると、うまく寝付けません。図の点線で表されている夜更かし者の体温は、寝るべき時刻に高く、起きるべき時刻に低くなっています。これでは、寝つきにくく、起きにくく、睡眠不調の典型になるわけです。

体温については、日中にも気を付ける必要があります。最近は、体を動かさないせいで、低体温になっている人が増えているようです。低体温になると、免疫力が低下します。体を適温に保つには、まず、運動習慣をつけること、体を温める食物をとること、衣服や住環境にも注意を払うことが大切です。

快眠のためには、朝、きちんと起きて、体温を上げ、日中、しっかり活動して体温を保ち、夜はゆっくりして、深部体温を低下させること。これらをしっかり実行します。

春夏秋冬、眠りも巡る

また1つ、睡眠に影響するのは季節です。四季の気温や日照の変化によって、睡眠状態も変化します。

＊春

春と言えば、眠りを連想しますが、春は意外に眠りにくい季節なのです。「木の芽時」というように、気温が不安定になり、自律神経失調が起こりやすくなります。精神的にも不安定になりやすく、眠りの質が落ちます。さらに、社会的に新規イベントの季節であり、卒業、入学、入社、人事異動、引っ越しなどとストレスと疲労も高まります。ですから、五月病やうつも出やすくなります。大卒の新入社員の中には、学生時代にすっかり夜型人間になっていたのが、急に早起きを要求されて、ストレスがかかるケースも多いでしょう。

＊夏

最近の猛暑では、眠れなくて当然です。ここはできるだけ休息の時間をひねり出し、疲労を解消することと寝室寝具に工夫を凝らす以外にありません（第6章参照）。

注意することは「睡眠時熱中症」です。就寝中は、汗をたくさんかきますが、猛暑ではなおさらで、睡眠中に熱中症を起こすことがあります。就寝前に水を飲むこと、枕元に水を用意しておくこと、そして快適な寝具とエアコンの設定を考えます（第6章参照）。

＊秋

初秋は、夏の睡眠不足が蓄積していることでしょう。幸い、秋は一番寝やすい季節。夏疲れをとるための睡眠改善には最適です。ただし、秋の夜長に浸って、夜更かしをしないように注意してください。

＊冬

言うまでもなく、冬の寒さは睡眠の質を落とします。寒さのため、皮膚血管が収縮し体温を放出できない状態になると、深部体温が十分に下がらず、眠りが浅くなり、中途覚醒やトイレ覚醒も増えます。

日中、屋内にこもって、運動不足になると、適度な疲労が得られずに、熟睡が減少します。日照も短いので、光を受ける時間が減り、うつっぽくなることもあります。日照時間の少ない北欧では、うつ状態に陥る人もあり、「北方うつ」と呼ばれています。

冬こそ、すすんで、戸外で自然の光に当たる、運動をするといった習慣が必要です。

睡眠基礎講座　5時間目　生活の中で睡眠を考える

今まで学んだことは、自分の意志では変えられない生理現象でしたが、あなたの生活習慣や生活環境が一番、問題を孕んでいるかもしれません。細かいことは第6章の睡眠のＮＧ事項に回して、食事と寝室寝具環境についてお話します。

〔図表19　夜更かしと摂食の悪循環〕

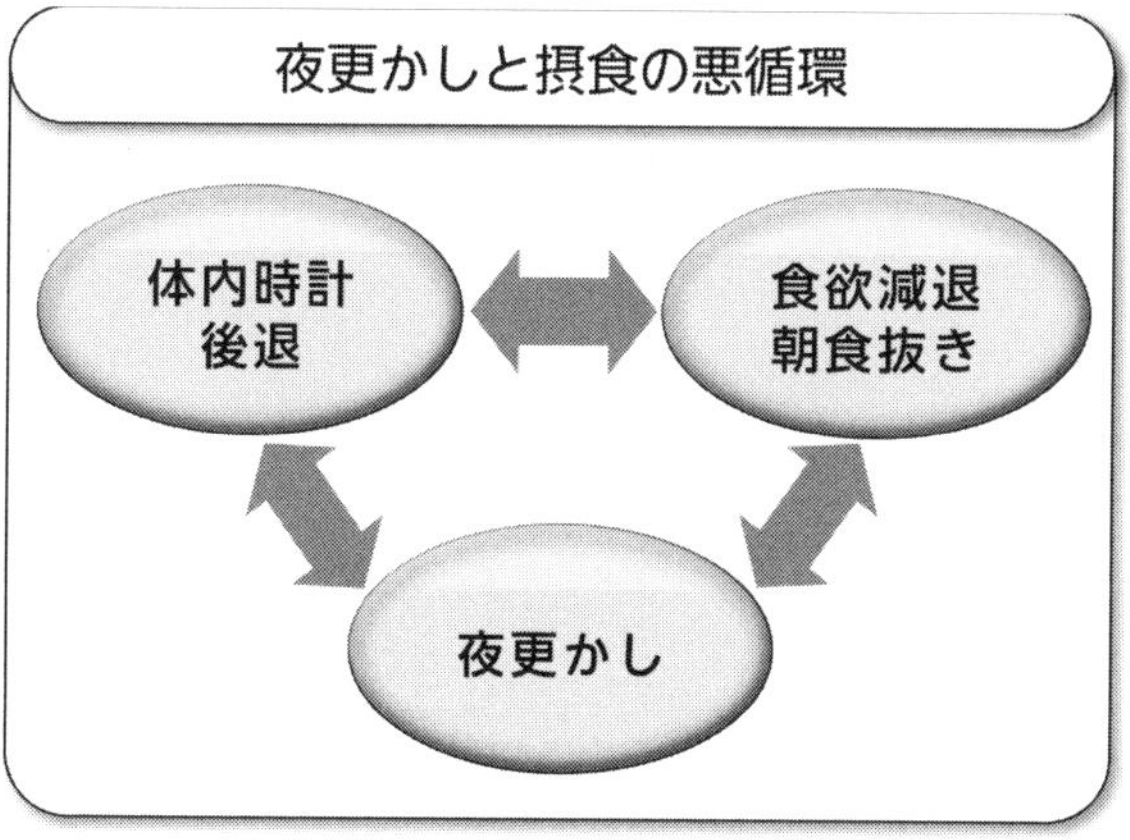

食べることは寝ることに影響する

最近、時間医学の進歩によって時間栄養学という分野が確立しています。時間栄養学は、食べ物が消化・吸収され、エネルギーを生み出し、栄養となって体をつくる工程が、体内リズムによって綿密に管理されていることを明らかにしました。そして、摂食が睡眠とも深く関係していることもわかったのです。寝ないと太るというように、睡眠負債と肥満や糖尿病の繋がりは、摂食と睡眠の関係を物語っています（図表19）。

体内時計には前項で説明したように、脳内の親時計（中枢時計）の他に臓器の時計（抹消時計）が存在します。その中で肝臓の働きや脂肪細胞などの摂食に関係するリズムは独立性が高く、睡眠・覚醒リズムに強い影響を与えることがわかっています。

三食を考えると、朝食はとても重要です。朝食を摂らない人、また、飲み物だけで済ます人が多くいますが、朝食欠食は、体内時計を狂わせることが確かめられています。

昼食は、体内時計には影響しませんが、夕食は影響を与えます。夕食が遅いと、体内リズムは夜型に後退してしまうのです。食べることは、生死を左右することですから、体の機能に強い影響力を持つわけです。

体内リズムを崩さないためには、朝食は目覚めて1時間以内に摂り、体内時計を朝型に設定できるようにします

夕食は、就寝3時間前までには済ませ、夜遅く食べるのは止めましょう。もちろん、睡眠によいメニューを工夫することも忘れないようにします（詳細は第6章参照）。

あなたの寝室寝具は大丈夫ですか？

1日で一番長く、動かずに居る部屋はどこでしょうか。もちろん、寝室です。長時間居続けるのですから、寝室の環境はとても大事なはず。

しかし、日本人は寝室には、あまり気を使わないようです。家を建てるときも、リビングや台所が一番の関心事でしょう。

以前、イケアが先進国の寝具事情のアンケートをとったときも、関心の低さが現れていました。もっとも、日本人は一部屋を茶の間にしたり、布団を敷いて寝室にしたりして暮らしてきたし、各自の寝室やベッドを持つ習慣も、庶民層では100年にも満たないわけで、長い寝室文化を持つ欧

米諸国とは比べられません。

けれども、睡眠に気遣うなら、そろそろ寝室寝具にも関心を強めるべきでしょう。寝室寝具の具体的なレシピは第6章にゆずるとして、ここでは要点を挙げてみます。

・眠りを妨害しない照明を設置すること。照明は、メラトニンの分泌を妨害しないように、オレンジ系色の暗めの分散照明にする（第6章参照）。
・寝室は、日当たり・通気・室温・湿度に注意すること。エアコンや加湿器、空気清浄機や扇風機を常設し、いつも調整する。
・防音やプライバシーの確保を考えること。
・床・壁などの材質で人体に有害なものは避けること。
・マットレス・枕・布団は、やや硬めを選ぶこと。寝具の「柔らか信仰」を捨てる。柔らかいと寝つきのときは気持ちよく感じるが、体の沈み込みが大きく、寝返りもしにくいので、安眠を妨害する。
・シーツ類・パジャマは、放湿、放熱に優れ、肌触りとすべりのよいものを選ぶこと。
・寝室寝具の色彩にこだわること。睡眠には、副交感神経を優位にしてくれるパステルカラーや生成りの色を選ぶ（第6章参照）。
・眠り小物などのアイテムもそろえてみること。眠りを楽しむために、専用の売り場やサイトでグッズを探す。

🐱 体験談　暗闇恐怖症が治った！

M代さんは、明かりがついていないと怖くて眠れないということでした。子供時代に怖い夢を見たことがトラウマになっているのだそうです。こういう人は案外多いようです。もちろん、電気をつけたまま寝るのは、睡眠には大NGです。そこで、日ごとに照明を暗くしていくようにアドバイスしました。結果は「私、暗くても、眠れました！」の一言。数十年の癖も、1週間ほどで飛んで行ってしまいました。そりゃそうでしょう。50歳にもならんとする女性なんですから、怖いものなんてないはずです。

寝室寝具の環境を整えると、睡眠そのものに楽しみを見出すことができます。1時間目の言葉を思い出して、ただ味気なく眠ることを卒業しましょう。

睡眠対策講座　6時間目　加齢による睡眠の劣化にどう向き合うか

最後の時間となりました。ここでは、睡眠と年齢の関係について、少し言いづらいけれども、言っておかねばなりません。それは、睡眠は加齢で劣化するということです。

意外に早い。睡眠の質のターニングポイント

「若い頃は、朝までグッスリだったのに、最近はちょくちょく目覚めて困るよ」などと、おじ様

方はよくぼやきます。

それもそのはず、夜のホルモン「メラトニン」の分泌のピークは、わずか5歳ぐらいで、あとは下降の一途をたどるのですから。あの最も深い睡眠（徐波睡眠）も30代後半ぐらいから減っていきます。そして40歳頃が睡眠の質のターニングポイントとなります。40代といえば、まさに働き盛り。その頃から睡眠の劣化が目立ってくるとは、何とも皮肉なことです。すでに30歳ごろから、学生時代のような徹夜は厳しいと感じている方も多いのではないでしょうか。

レム・ノンレム睡眠の項で示した「若者と高齢者の睡眠脳波の比較図」を見ると、高齢者のほうが眠りが浅く、何度も覚醒していることがわかります。そして、成長ホルモンの分泌が増える徐波睡眠も少なくなっています。これが睡眠の劣化の現実です。50代になると、寝つきの悪さや中途覚醒、トイレ覚醒に見舞われる人も多くなります。

睡眠にもアンチエイジングを！

睡眠の劣化には抗えません。「若きあの頃の眠りよ、もう一度！」と思っても、所詮、ないものねだりです。睡眠の質を苦にして、不眠に陥ったりしては、意味がありません。

できることは、極力、アンチエイジングを心がけることです。では、どんなことに注意すればいいのでしょうか。

・早めに第二の人生設計を立て、基軸に「健康維持」をたてること。規則正しい寝起きで体内リズムをしっかり固定し、睡眠を乱す行いを慎み、安眠の工夫を実践する。
・運動習慣をつけ、屋外活動、周囲との交流を増やすこと。
・仕事やプライベートの過ごし方を改善すること。特に時間管理を心がけ、フリータイムを確保する。
・何事にもチャレンジすること。新しい視点をもって、生活のマンネリ化を防ぐ。

このようにして、日中の活動を充実化し、アンチエイジングができれば、自然に睡眠の質が上がり、睡眠と若さの維持に良循環をつくることができます。

◎トピック　高齢者睡眠改善の秘策

福寿体操という体操があります。名前の通り、高齢者向けの簡単な体操で、沖縄県南城市と琉球大学のコラボで行われた高齢者健康対策事業で考案されたものです。

この事業は平成の中頃に始まりましたが、当時、沖縄県は、膨大な医療費に苦しんでいました。長寿のイメージが強い沖縄も、戦後の占領下で染まったアメリカ文化の影響で、高齢者は健康状態がいいとはいえなかったのです。そこで、高齢者の医療負担を減らそうとしたわけですが、ここで特筆すべきは、高齢者の睡眠に焦点を当てたことです。睡眠が健康維持に重要だという知見によるものですが、寝室寝具などのケアではなく、「日中の暮らし方を快活にして、睡眠の質を上げる」というものでした。

公民館などで体操や集会を行い、睡眠日誌も導入して行った結果、最終的には医療費の大幅削減に成功しました。当時は医療分野でも、睡眠の知見に乏しく、一般にも意識が低い状態でしたから、この事業は画期的な成功を収めたと思います。

また、著者は東京の老人ホームを訪ねた際、園長発案の「高齢者若返らせ対策」にも感動しました。それは、デイズニーシーが開園してすぐに、バスを仕立てて老人たちを遊びに連れて行ったことです。「孫に先駆けて、最新の情報を持たせる」、これこそ若返りの秘策に違いなく、この園の老人たちは、みな、快眠者かもしれないと思ったものです。

体験談　おばあちゃんに起こった奇跡？

筆者は押しも押されもせぬ「二児のおばあちゃん」です。睡眠インストラクターでありながら、やはり睡眠の劣化に勝てないこの頃でもあります。しかし、孫たちのお守りをした日の睡眠は、ぐっすりと一度も目覚めず、水を飲んで寝てもトイレに行かない熟睡ぶり。まるで、乙女の頃に戻ったようです。「孫は来てうれしい。帰ってうれしい」と言いますが、孫と遊んで、「うれしい疲れ」が快眠になったのでしょう。やはり、よい眠りには、よい刺激が必要なようです。

加齢による睡眠の劣化は誰しも逃れることができません。40代以降は、若い頃の睡眠を追い求めるのではなく、足元をしっかり見て、日中に眠気で困ることのないように、自分なりの快眠を目指してほしいと思います。

ここまで、睡眠のメカニズムを見てきましたが、まだ頭がごちゃごちゃ状態かもしれません。図表20のポイントを見て、各時限を復習してみてください。

【図表20　睡眠講座のポイント】

1時間目	睡眠と覚醒は対等。
2時間目	ノンレム・レム睡眠はそれぞれ役割がある。そのサイクルをしっかり寝終わることが重要。
3時間目	体内時計の仕組み。眠らせる要素は睡眠覚醒リズム。起床就寝を規則正しくし、朝の体内時計のリセットを必ず行う。もう1つの要素は睡眠物質。日中の心身の活動を適正に行う。
4時間目	眠りを支える要素はホルモン・自律神経・体温・季節の変動。それぞれの役割を知り、それを妨げないようにする。
5時間目	生活習慣・寝室寝具環境・ストレスの問題も眠りに影響。改善を考える。
6時間目	睡眠は加齢で劣化。アンチエイジングで、睡眠の質を維持する。

第5章　あなたの睡眠を調べてみよう！

みんな自分の睡眠タイプを持っている

社会時間と自分時間

第4章で何時間ぐらい眠ればスッキリ起きられ、日中しっかり活動できるかは、人それぞれと述べました。人間には、生来の睡眠時間、「自分時間」とでもいうものがありますが、社会生活をしているために、「社会時間」に合わせなくてはなりません。だから、起きるのが辛かったり、睡眠不足になったりするのです。起きられない自分を責めたり、イラついたりしてはなりません。

体験談　目覚ましの数が減った！

睡眠相談者の中に、起きられないのが脅迫観念になり、目覚ましの数がどんどん増えていった女性がいました。なんと、5つもセットしていたのだとか！　そこで、「自分時間」と「社会時間」のことや睡眠のメカニズムについて伝えたところ、睡眠改善をするようになり、その後、目覚ましが1つになったと報告がありました。彼女は、「自分時間」を発見し、それを「社会時間」と折り合いをつけることで、強迫観念から逃れられたようです。自分時間の発見、それが快眠への第一歩です。

チェックしよう！　あなたの睡眠型は

睡眠日誌の大切さ

睡眠は記憶になく、捉えどころもなく、様々な状況によって変化します。だから、自分の睡眠型を探るといっても、だいたいの感じしかつかめません。気負っていた読者の方はがっかりかもしれませんが、それでも、だいたいのことがわかれば、それを基本に安眠に近づいていくことができるのです。

まずは、睡眠日誌を付けることです。アプリが便利ですが、私は筆記するアナログをすすめます。なぜなら、脳は、「書く」ことで情報をより深く理解するからです。

日誌のつけ方は第６章の最後にありますから、２週間ぐらいつけてみましょう。すると、自分のだいたいの睡眠傾向が見えてきます。

休日と平日の睡眠時間の差などは、日頃の睡眠不足を如実に反映していたりして、気づきも多くあります。

睡眠の長さで性格も異なる

睡眠の長さには、３つのタイプがあります。

□　短眠型（6時間未満）
□　中間型（7～8時間）
□　長眠型（9時間以上）

短眠者は、性格が豪胆で活動的な人が多いといいます。活動的に長時間動ければ、成功する可能性は大きくなります。野口英世は、ほとんど眠らずに研究を続けたといいます。政治家の田中角栄は、3時間睡眠だったそうです。

一方、長眠者は、神経質な性格で、自分の世界にこもる人が多いそうです。そんな性格で覚醒時間も少ないと損な気がしますが、そのこもり具合が、かえって成功に結びついた例も多くあります。アインシュタインが有名で、日本ではノーベル賞受賞者の小柴昌俊教授がいます。シェイクスピアや漫画家、水木しげるは大の睡眠愛好家で、眠りの効用を説いています。

もっとも、睡眠時間と性格には、必ずしも相関関係があるわけではありません。

しかし、長短両タイプの睡眠の質を調べた研究によると、短眠者は深いノンレム睡眠の割合が多いので、睡眠の効率がよく、かたや、長眠者は睡眠が浅く、中途覚醒が多いことが判明しています。

大多数の人が中間型だと思いますが、短眠寄り、長眠寄りはあるでしょう。それぞれの注意点は次のとおりです。

＊短眠型＆短眠傾向の人

日中の眠気で困ることがなく、きちんと活動できていれば問題はありません。ただし、過信は禁物です。ハードワークやストレス過多があったときは、十分睡眠をとるようにスケジュール調整しないと、思わぬ疾病に見舞われることも！

＊中間型の人

勤労者では、平日、６時間ぐらいしか睡眠がとれないのが実情ですから、毎日1時間余りの不足分があると仮定しましょう。５日で5時間の睡眠負債です。それなら、週末に5時間寝坊が必要かと言うと、そうではなく、適当なところで自然に目が覚めます。それ以上寝ると、体内リズムが崩れ、頭痛やだるさが出たり、寝ても、寝ても眠い状態になったりします。寝坊はだいたい２時間以内とし、土日で負債を返します。

＊長眠＆長眠傾向の人

社会時間に縛られ、睡眠不足なため、休日は寝坊が思い切り長くなり、車のガス欠のように１日を過ごしているかもしれません。

休日の寝坊（2時間以内）に、１時間半ほどの長めの昼寝も加えましょう。あとはゆっくり過ごして、自分なりの調整をします。

あなたは、ヒバリ？　フクロウ？

睡眠には、朝型・夜型というタイプもあります。　次の項目をチェックしてください。

【ヒバリタイプ】朝型

- □ 朝、きちんと目覚められる
- □ 食欲があり、朝食はとる
- □ 午前中から調子がいい
- □ 冷え性ではない
- □ 体を動かすことが苦ではない
- □ 夜更かしはできない
- □ 睡眠時間の変化に弱い

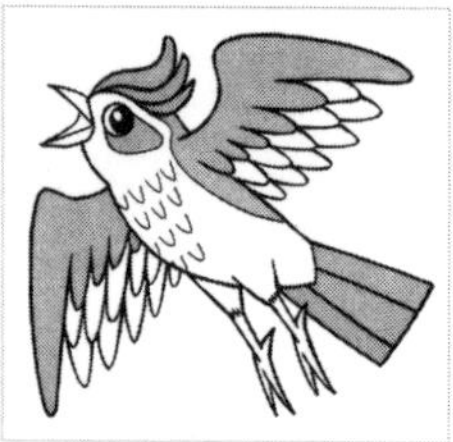

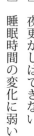

【フクロウタイプ】夜型

- □ なかなか起きられない
- □ 胃腸が弱く、朝の食欲がない
- □ 午前中は調子が悪い
- □ 冷え性気味だ
- □ あまり体を動かしたくないほうだ
- □ 夜からエンジンがかかる
- □ 睡眠時間の変化に強

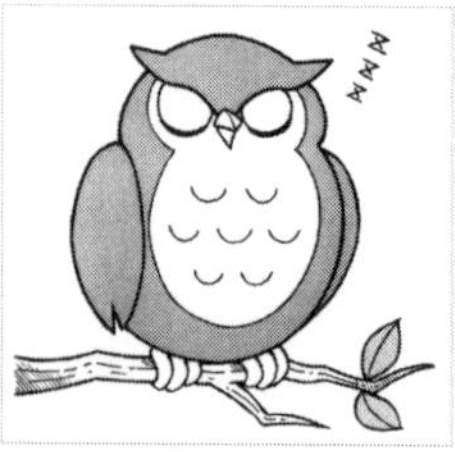

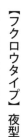

それぞれのタイプの特徴は、一連の関係性があります。ヒバリなのに朝食が入らない人は少ないし、フクロウなのに午前中から活動的な人はいません。

ヒバリは朝、ちゃんと起きるので、体内リズムも整い、日中も活動的です。フクロウは夜更かしの朝寝坊。朝寝坊できないスケジュールでは、完全な睡眠不足で、体調がよいわけはありません。

それぞれの特徴と注意点は次のとおりです。

＊朝型（ヒバリ）の人

人は昼行性ですから、そのまま、ヒバリをキープしましょう。ただし、午前4時頃に目覚めてしまうのは早すぎです。就寝時間を少しずつ遅くして（15分ぐらいの後倒しからはじめる）、5時～6時以降に起床するように調整しましょう。

＊夜型（フクロウ）の人

遺伝的に夜行性のフクロウは、社会時間に合わせるのは大変ですが、少しずつ起床就寝を早め、体を順応させていくしかありません。一方、生活習慣が悪くフクロウになっている人もいます。実際には、このタイプがほとんどでしょう。私も、まさにそうでしたし、大学生では普通のことではないでしょうか。睡眠のメカニズムを理解し、第6章を参考に生活改善をします。ここはあなたの意志が試されるところです。

性格が関係している？　安眠型・不眠型

安眠型か不眠型かは、生活習慣にもよりますが、性格的な傾向もあります。

＊安眠型

寝つきがよい　途中で目覚めることが少ない　起床がつらくない

安眠型は、精神的に安定しており、ストレスが睡眠に影響することも少ないですが、長い人生、何かの拍子に不眠型に突入するしれません。時々、生活習慣と睡眠状態を顧みてください。

＊不眠型

寝つきが悪い　途中で目覚めることが多い　起床がつらく、体調もよくない

不眠型の人は内向的で不安や緊張が強く、繊細な感性を持っているといわれます。ストレスが強いので、睡眠に影響しやすくなります。第6章を参考に睡眠を整えますが、完璧にやりすぎないようにします。だれしも、眠れぬ夜はあるもの。自己肯定をして、ドンと構えます。なお、不眠型は不眠症とは異なります。

あなたの睡眠型の組合せは

さあ、みなさんは、どんなタイプでしたか？　次に、組み合わせの特徴を説明します。

＊短眠型＝朝型＝安眠型の人

ガンガン働きたい人には理想の形です。成功は間違いなし！　ただ、この型の割合は非常に少数派。成功を目指して、無理に短眠になろうとする人がいますが、それはやめるべきです。体を壊しては元も子もありませんから。

＊長眠型＝夜型＝不眠型

このタイプは社会的には大変だと思います。まず、生活習慣を正して、睡眠の負の連鎖に陥るのを防ぎます。無理に睡眠時間を縮めるよりも、まず、起床就寝を規則正しくすることが必要です。その上で、少しずつ、ゆっくり、ヒバリに近づくことを目指します。第6章の睡眠日誌をつけてみましょう。

＊中間型＝朝型＝不眠安眠混合型

このタイプが本来なら、いちばん、多数派だと思われます。しかし、現代社会で働く日本人は、むりやり短眠＝むりやり朝型＝不眠型が多いのではないでしょうか。

第6章と睡眠日誌を参考に、睡眠改善をしてみましょう。ほかにも組み合わせはありますが、留意することは、それぞれの形が無関係に独立しているわけではなく、相互に絡み合っていて、何型だからどうだと決めつけることはできません。自分本来の睡眠がどうあっても、私たちは現実の社会で現状に向き合って生きるしかありません。要は、生来の睡眠傾向と社会システムに合わせた睡眠のとり方をどのようにすり合わせていけるか、それが安眠を得る鍵となるのです。

体験談　歌姫は夜型優等生

Yさんはジャズボーカリストで、ライブのかたわら、音楽スクールの講師もしていました。ライブはいつも夜。講師の仕事も学校や会社帰りの生徒たちが相手なので、夜遅くまで働かねばならず、また、日中は自分のレッスンもあり、睡眠不足で、時々、疲れ果ててしまうとのことでした。

実は、睡眠不足は歌手にとっては致命的なのです。睡眠が足りないと、声がかすれたり、腹筋が弱くなったりして、歌唱力が落ちてしまうからです。しかし、こうした職種は夜型を止めるわけにはいきません。そこで、著者が提案したのは、夜型なら夜型に徹することでした。つまり、夜型であっても、それなりに規則正しく生活すること、日中は睡眠の注意事項を守って、しっかり睡眠をとることを実践してもらったのです。具体的には、午前3時就寝で、翌日は10時～11時起床を固定するようにしました。幸い、ご主人も同業であったので、文句も出ず、すっかり体調がよくなったそうです。彼女の透き通るような美しい声と美貌が、ファンの方々を魅了しているようです。

図表21の「貧民タイプ」チェックシートをやってみてください。その後、具体的な24時間のレシピに進んでください。

〔図表21 「貧眠タイプ」チェックシート〕

「貧眠タイプ」チェックシート

あてはまるものに〇をつけてください。答えは次頁にあります。

① 起床就寝時間がコロコロ変わる
② 休日は夜更かし、長い朝寝坊・二度寝・昼寝をする
③ 日中、居眠りをしたり、夕食後に寝落ちしたりする
④ 朝の食欲がない。排便がない
⑤ 床につくと、あっという間に眠ってしまう
⑥ 通勤時間や仕事で睡眠時間が削られている
⑦ なかなか起きられない
⑧ イライラしたり、ボーッとしたり、集中力が鈍ることがよくある
⑨ うつっぽく、やる気が出ないことが多い
⑩ 夢見が悪いことがよくある
⑪ 寝付きが悪い
⑫ 夜中や早朝に目覚めてしまうことが多い
⑬ 起床時、熟睡感がない
⑭ 就寝直前までTVを見たり、スマホ、ＰＣを使用している
⑮ 電気をつけたまま、寝ている
⑯ 就寝前にタバコ、お酒、カフェイン飲料を飲んでいる
⑰ 寝る前に夜食をとったり、お菓子を食べたりする
⑱ ペットと一緒の寝床で寝ている
⑲ 自分はよく眠れている自信がある
⑳ 睡眠を削っても、活動していたいと思う

〔図表 22 「貧眠タイプ」チェックシート診断結果〕

☹ 「貧眠タイプ」チェックシートの診断結果 ☺	
一番多く○がついたところが、あなたの「貧眠タイプ」です。 それ以外にも○があれば、改善に務めてください。	
1～4が 一番多かった	リズム崩壊型貧眠。 まず起床就寝時間をそろえ、規則正しい生活時間を崩さないようにします。
5～8が 一番多かった	お疲れ型貧眠。 スケジュールを見直し、ゆっくりする時間と睡眠時間を確保します。
9～11が 一番多かった	ストレス型貧眠。 ストレス解消をいろいろ試みて、焦らず、自分のペースで改善します。
12～13が 一番多かった	浅い睡眠型貧眠。 ストレス、生活習慣、寝室寝具環境など、原因は様々です。 ひとつずつチェックして改善します。
14～18が 一番多かった	生活ＮＧ型貧眠。 あてはまった項目が睡眠に悪影響を与えています。 本書のＮＧ事項をチェックし改善します。
19～20が 一番多かった	睡眠軽視型貧眠。 放っておくと病気になるリスクが上がります。 睡眠についての意識改革をします。
15個以上 当てはまった	大貧眠です。 睡眠障害や生活習慣病などのリスクが非常に大きいです。 本書を参考に、根本から生活改善を行います。

第6章　安眠のための24時間レシピ

第5章のあなたの睡眠診断はいかがでしたか。第6章では、具体的に改善するレシピをお伝えしますが、その前に「安眠の七つの秘訣」を読んでおいてください。たった7つですが、これを守るのは、なかなかうまくいかないもの。しっかり頭に入れておいてください。

安眠の七つの秘訣

一　体は時計仕かけ　規則正しい生活で体内リズムを乱さない

二　肝心なのは朝の方　朝日で体内時計をリセット

三　朝は明るく　夜は暗く　ホルモン分泌を乱れさせない

四　よく学び　よく動け　体と脳に適度な疲れを与える

五　眠気残さず　体冷やさず　体調・体温を管理する

六　昼は活発　夜はまったり　自律神経の動きを安定させる

七　明日の自分は眠りがつくる　ストレスをコントロールし、未来を志向

眠りのNG事項

バラバラの起床就寝	徹夜 夜更かし	長すぎる朝寝坊 二度寝
長すぎる昼ね 夕食後の寝落ち	早すぎる就寝 眠くないのに床に就く	メリハリのない生活 活動不足
深夜のスマホ ・ＰＣ・TVを見る 深夜のコンビニ	明るすぎる夜の照明 暗すぎる昼の居室	運動不足 外気に触れない
不規則な摂食 朝食抜き・重い夜食	就寝前の激しい運動 就寝前の熱い風呂	就寝直前までの仕事 ベッドの上で仕事
不適切な寝室環境 体に合わない寝具	ペットを抱いて眠る	部屋着のまま就寝 下着をつけて寝る
就寝前にカフェイン 飲料を飲む 寝酒　寝たばこ	就寝前に嫌な事を思い 出し反復する	就寝前に深刻な相談 を持ち出す 就寝前にケンカする
ストレスの持越し ネガティブ思考	自己診断の睡眠薬服用 種々のサプリを多用	人との会話が少ない 無趣味

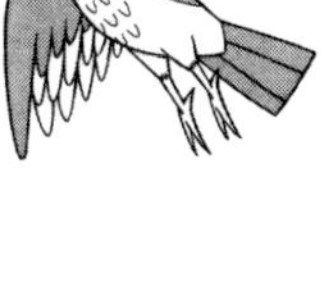

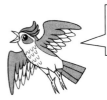

上は基本的なＮＧ事項です。
いくつ当てはまりますか？　思い当たったら、
１つずつ、改善するようにします。

平日　午前中

◎基本習慣　目覚めの4ステップ

快眠には朝が基本。ヒバリもフクロウも、次の①〜④を通しで行う。

①　コップ1杯の水分補給
就寝中は汗をたくさんかくため。

②　朝日を浴び、体内時計をリセット
曇りや雨の日にはリビングの照明を目いっぱい明るくし、光を確保。

③　朝日の中で体を動かす
セロトニンの分泌を促す。ストレッチ・ラジオ体操・太極拳・朝ヨガなど、2〜3分でＯＫ。
目玉や顎も動かす。

④　太陽を仰いで自己暗示をかける
今日1日、自分は大丈夫と声に出してみる。気分の低調な人は必ず実践！

朝、ジョギングなどの激しい運動は控える。朝は血圧や体温が低めなので、循環器に負担がかかり、倒れることもある。

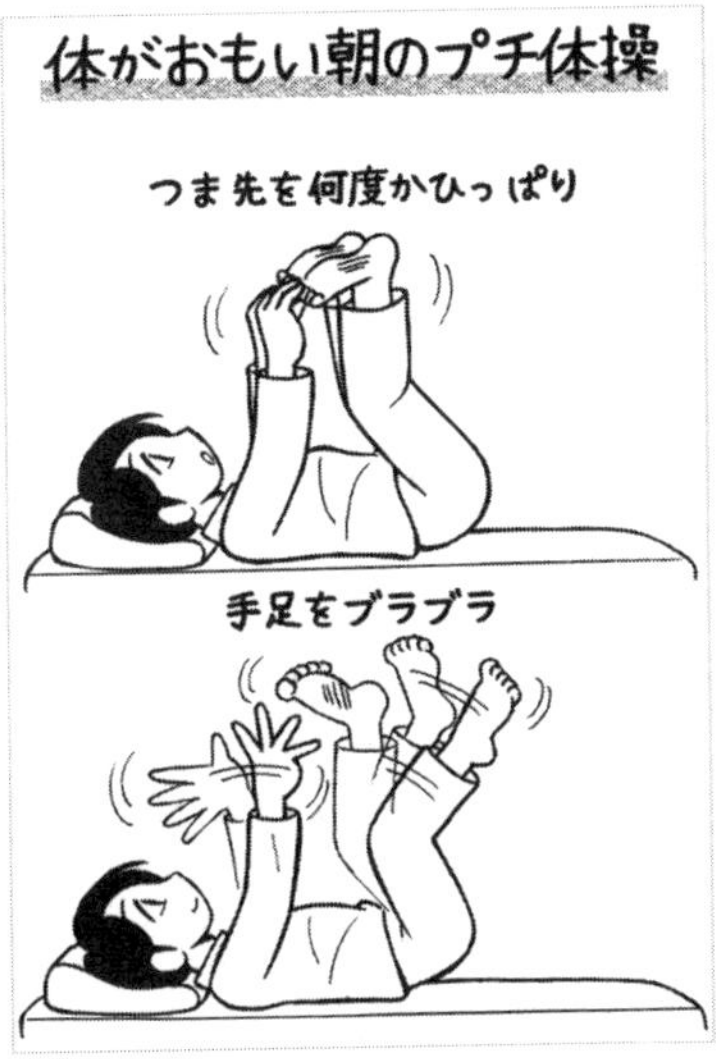
体がおもい朝のプチ体操
つま先を何度かひっぱり
手足をブラブラ

◎タイプ別スッキリ目覚めるコツ

＊なかなか起きられない人

目覚ましのスヌーズを2、3回、計15分くらい鳴らすと眠気が減少する。

マーチなどの威勢のいい曲を聴く。

ユニークな目覚ましを使う。

＊体が重い人

足を上げ、図のように体を動かす。血行がよくなり、起きやすくなる。

＊起きてから調子があがらない人

熱めのシャワーで交感神経を刺激する。

＊静かに目覚めたい人

光目覚ましを使う。

◎朝食のとり方

＊朝食は抜くべからず！　定時に摂る。

コーヒーなど液体だけはもNG。

＊朝食メニューは簡単でもバランスよく。
セロトニンの素となるトリプトファンを含む良質のたんぱく質をとる。乳製品、豆乳・納豆などの大豆製品、かつおぶし、鶏肉、ツナ、たまごなど。エネルギー源に玄米・胚芽米、全粒粉パン。ビタミン補給に野菜類もしっかり。

＊いつも朝の食欲がない人
夜更かしによる体内リズムの崩れ、遅い夕食、重い夜食など、思い当たれば改善する。食欲がなくても、液体と固形物を少しだけお腹に入れる。牛乳や豆乳、グレープフルーツジュース、バナナ、ヨーグルト、シリアルなど。

朝のお通じがない人は、毎朝、定時にトイレに座る習慣をつける。

◎タイプ別　午前中の過ごし方

＊ぎりぎりまで眠りたい人
駅まで歩きながら、少量の朝食を。クッキー、甘栗、モンキーバナナなど。駅までの歩きを朝の運動とする。姿勢よくきびきび歩く。

＊早起きの人
各駅停車でゆったり出勤。

座れれば、タブレットでひと仕事もよし。

＊午前中から眠い人

午前中から眠いのは、睡眠不足の証。
数度ブレイクを入れる。環境が許せば、15分程度の仮眠もする。

平日　午後

◎ランチでエネルギーチャージ

＊昼食は３食のうちで一番自由に

午後のエネルギー補給のため、量とカロリーは多めでもＯＫ。
バランスのよい定食ものがおすすめ。ケーキなどもランチと一緒ならＯＫ。
大ＮＧは、ダイエットのためにサラダなどで済ませること。

＊昼食時間はあまり遅くならないこと

昼食後に重要なイベントがあるときは、眠気が出ないように昼食は軽めに。

◎パワーナップ・昼寝で業績アップ

午後の眠気にはパワーナップを。その後のパフォーマンスが各段によくなる。

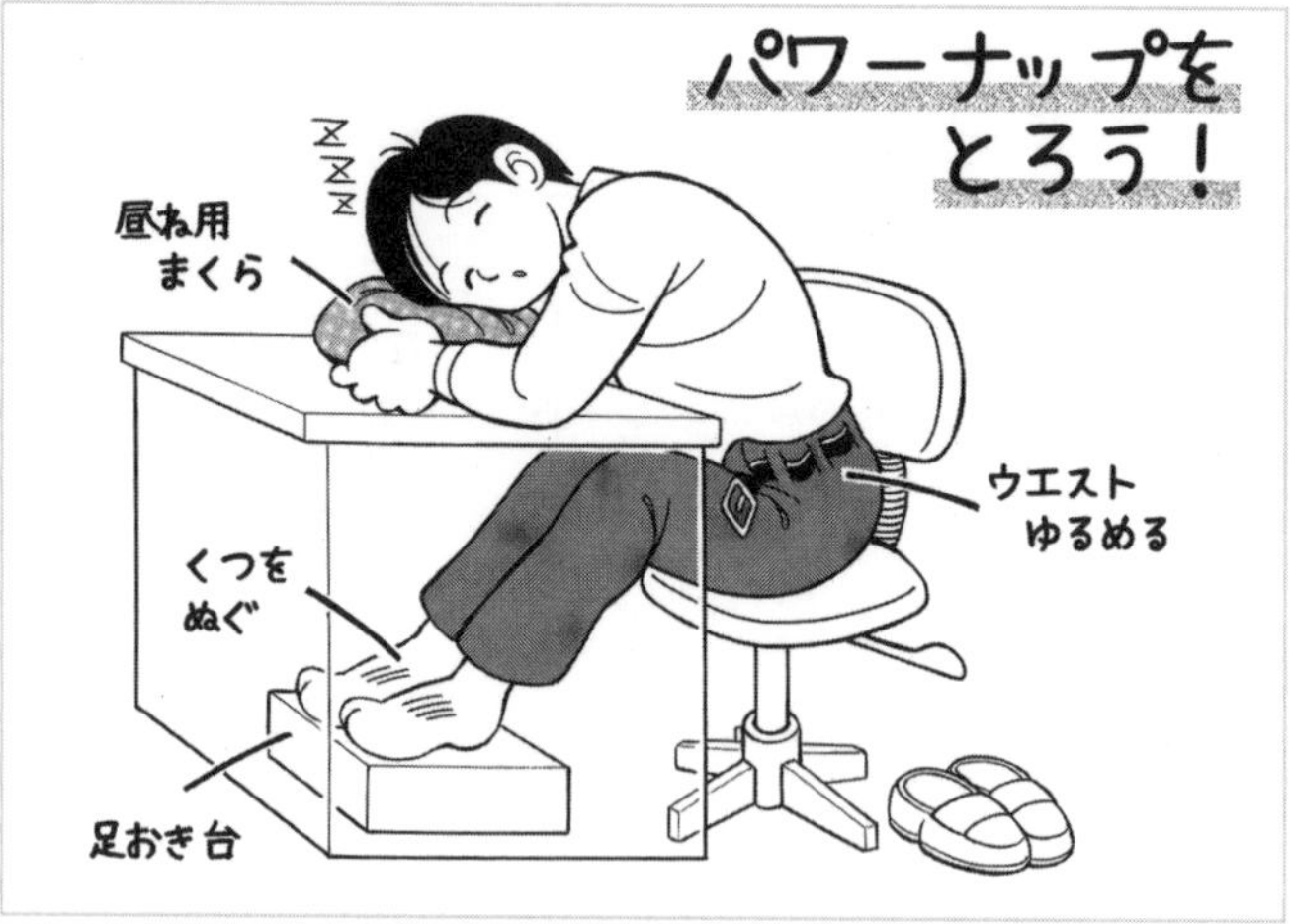
パワーナップをとろう！
昼ね用まくら
ウエストゆるめる
くつをぬぐ
足おき台

ただし、昼寝は夜の睡眠の補填にはならない。長さは15～20分。中高年は30分ほど。イラストのように眠る。

昼寝直前のコーヒーは、カフェインの覚醒効果を狙った目覚ましの定番。飲んでから15～20分で効いてくるが、中高年では効果は遅れてくるので、注意する。

◎午後の眠気を払う方法

＊定番、3時のブレイクで眠気払い
同僚と快活におしゃべりする。
煎餅、ナッツなど堅いおやつで顎を動かす。

＊外気に当たって体を動かす
プチ体操やミニ散歩が最も効果的。
歌を歌うのもよい。

＊ガムを噛み、脳の覚醒を促す

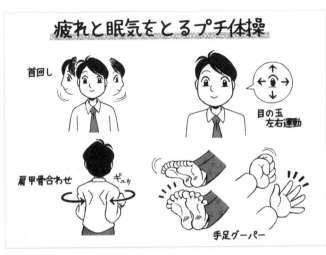

＊デスクで眠気と疲労をとるプチ体操

イラスト通りに行う。

> 仕事を学校の授業のように区切ってみる。45分～1時間単位で、短い休憩を入れると、パフォーマンスが上がる。

◎夕方のオフィスの過ごし方

本来なら、夕方は体温が高く、活動的なはずだが、そうもいかないのが現状かもしれない。

＊夕方から眠くなる人

よほどの疲れか睡眠不足か、生体リズムが狂っているか。早めに帰宅して休息を。

＊忙しくて、夕食の時間が取れない

分食で体内リズムの崩れを抑える。いつもの時間にとりあえず少しだけ食べる。おにぎりやサンドイッチ、肉まんなど。帰宅後、消化のよい夕食を摂る。

＊遅くまで仕事をすることになったら

夕食は消化のよいものを少なめに。たくさん食べると眠気が強くなる。コーヒーやお茶もノンカフェインのものにする。

元気を出そうとして、ドリンク剤やエナジー飲料を飲むのはさけたい。仕事を終えても、興奮がさめずに眠れなくなることがある。

◎運動習慣をつける

多忙な身には難しいが、この時間帯の運動習慣は睡眠に効果がある。

＊有酸素運動で体温を上げる

20分以上の有酸素運動をする。

ウォーキング、水泳、ヨガ、体操、ダンス、サイクリング、ジョギングなど。

＊無酸素運動も有酸素運動に加える

筋トレなどの無酸素運動は、その日の睡眠には影響しないが、習慣づけで体の活動量が増し、よく眠れる体になる。

＊帰路を運動に利用する

自転車通勤、一駅前で降りてウォーキングなど。

ビルや駅の階段昇降は、特に運動効果が大きい。

激しい運動は21時以降、控える。ジムで閉店間際まで筋トレ、夜道を疾走、そんな夜遅くの激しい運動は交感神経を高め、睡眠に悪影響する。

★平日　夜

◎快眠に向けた夕食のとり方

夕食のとり方が、一番、睡眠の質を左右する。和食メニューが、睡眠に優しい。

＊就寝3〜4時間前までに腹八分目で。

睡眠中に胃に食べ物が残っていると、安眠できない。脂っこい物やヘビーな食材は控える。

＊良質のたんぱく質をバランスよく

トリプトファンを摂るためにたんぱく質は欠かせない。ビタミンやミネラル、食物繊維、炭水化物も必ず一緒にとる。

＊お酒は適量、夕食時で打ち止めに

＊夕食後のソファーでの寝落ちはNG。

眠気が来たら、外に出て眠気払い。

こんなNG食事の実例　あなたは大丈夫？

■男性　会社員

朝7時　缶コーヒー・トースト　会社でコーヒー

昼2時　出先でうどん　会社でコーヒーと菓子パン

夜20時　仲間と居酒屋でビール&焼酎・揚げ物系メニュー

就寝前2時　インスタントラーメン・コーヒー

■女性　派遣社員

朝7時　朝ぬき　会社でオレンジジュース

昼1時　カフェでカレー　夕方、会社でケーキ　カフェオレ

夜10時　自宅でレトルトスパゲティ・サラダ・ワイン

就寝前1時半　チョコレート・紅茶

栄養に乏しいメニュー、朝食がきちんとしていない、遅い夕食、就寝前の飲食。睡眠にも健康にもよくない食生活です。こんな感じがいつも続いているなら、快眠は望めません。パートナーがいる方は、2人で協力しあって、栄養と摂食時間を考えましょう。

＜眠りによい忙しい時のメニュー例＞

朝
- 野菜ジュース＋肉まん
- 納豆丼(納豆＋卵＋キムチ)

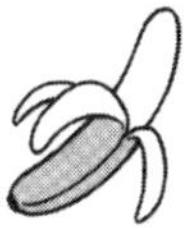

昼
- ラーメン・うどん・そばなどの後には、バナナ＋豆乳やヨーグルトで栄養補給
- コンビニ弁当は幕の内タイプ

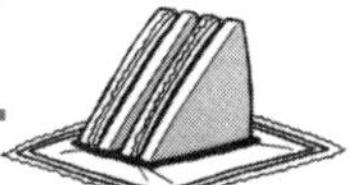

オフィスで代用の夕食
- 高菜のおにぎり＋しじみのインスタントみそ汁
- ハムチーズサンド＋コーンスープ缶

帰宅後の夕食

高たんぱく低カロリーで少なめに
- 玉子丼＋大根おろしのオクラかつお節かけ＋インスタント吸い物
- 冷凍食品のグラタン＋ツナとキャベツのサラダ

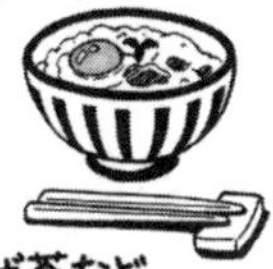

寝る前の飲み物

カフェイン・アルコールはダメ！
ホットミルク　カモミールティー
ルイボスティー　とうもろこしのひげ茶など

寝る前の空腹に

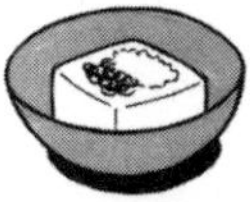

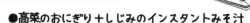

100Kcalぐらいの消化のよいもの一品
みそ汁　春雨スープ　煮物少し　冷や奴
チーズ　ヨーグルト　(お菓子は大NG！)

意外によい居酒屋メニュー

お酒適量　枝豆・冷や奴　豚しゃぶサラダ
マグロとアボカドのサラダ　わかめの酢の物
やさいの煮物　そば　くずもち

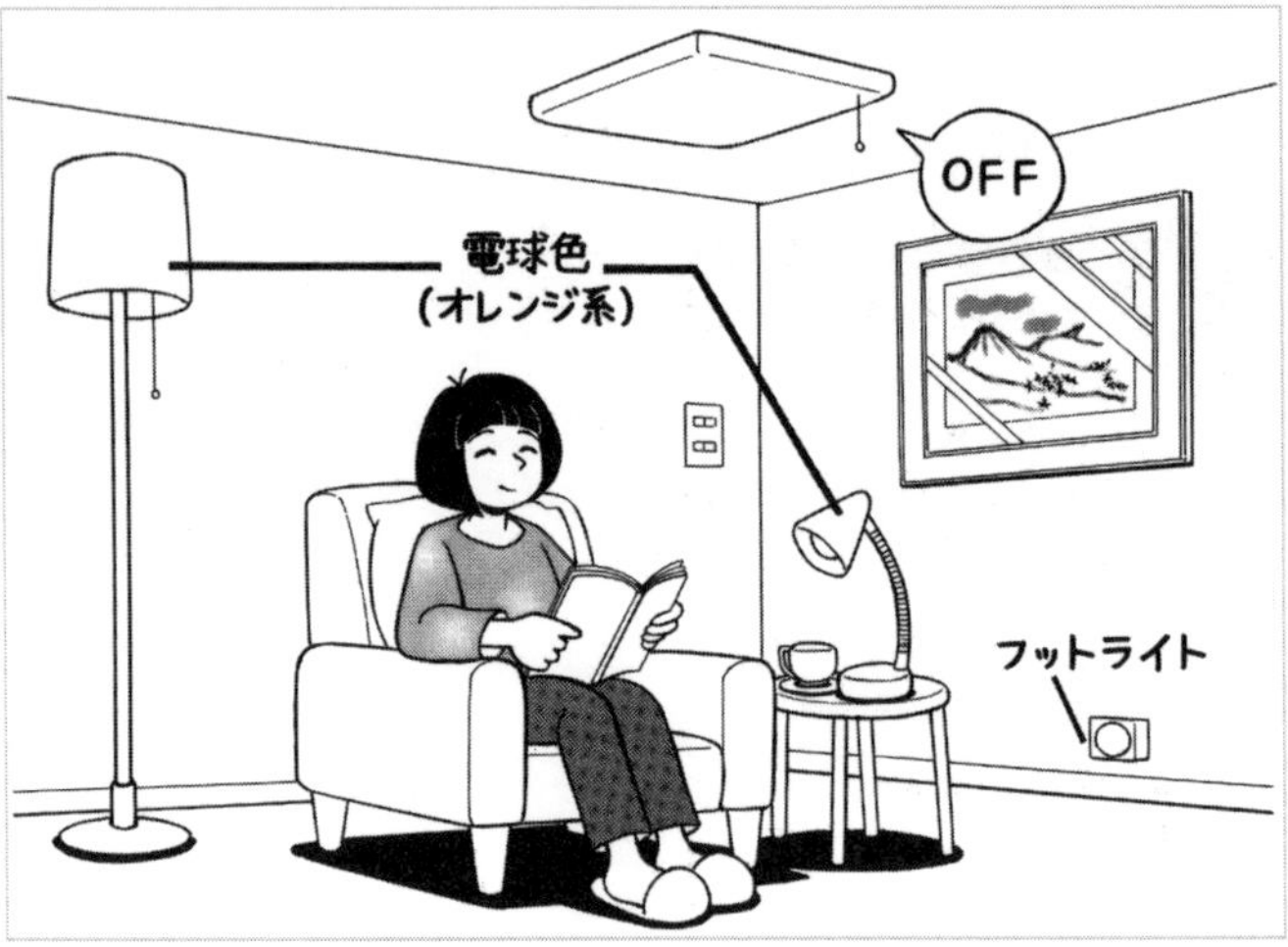

◎飲み会があるときの心得

もちろん、午前様にならないように。

＊トリプトファンが豊富なものを選ぶ

安眠には居酒屋の和食メニューがよい。

＊酒量と飲酒時間に注意する

肝臓への負担を避けるために、遅くまで飲まない。水を一緒に飲むようにする。。

＊二次会はノンアルコール飲料でクールに済ませよう

◎夜の照明を改善する

夕食も終えてひと段落したら、メラトニン分泌を考えて、居室の照明を暗めにする。初めは不安に感じるが、慣れると体がリラックスするのがわかる。

＊リビングの照明は20時頃から落とす

蛍光灯は消し、電燈色の間接照明、分散照明にする。ホテルの部屋の照明を参考に室内スタンドを用意してみる。

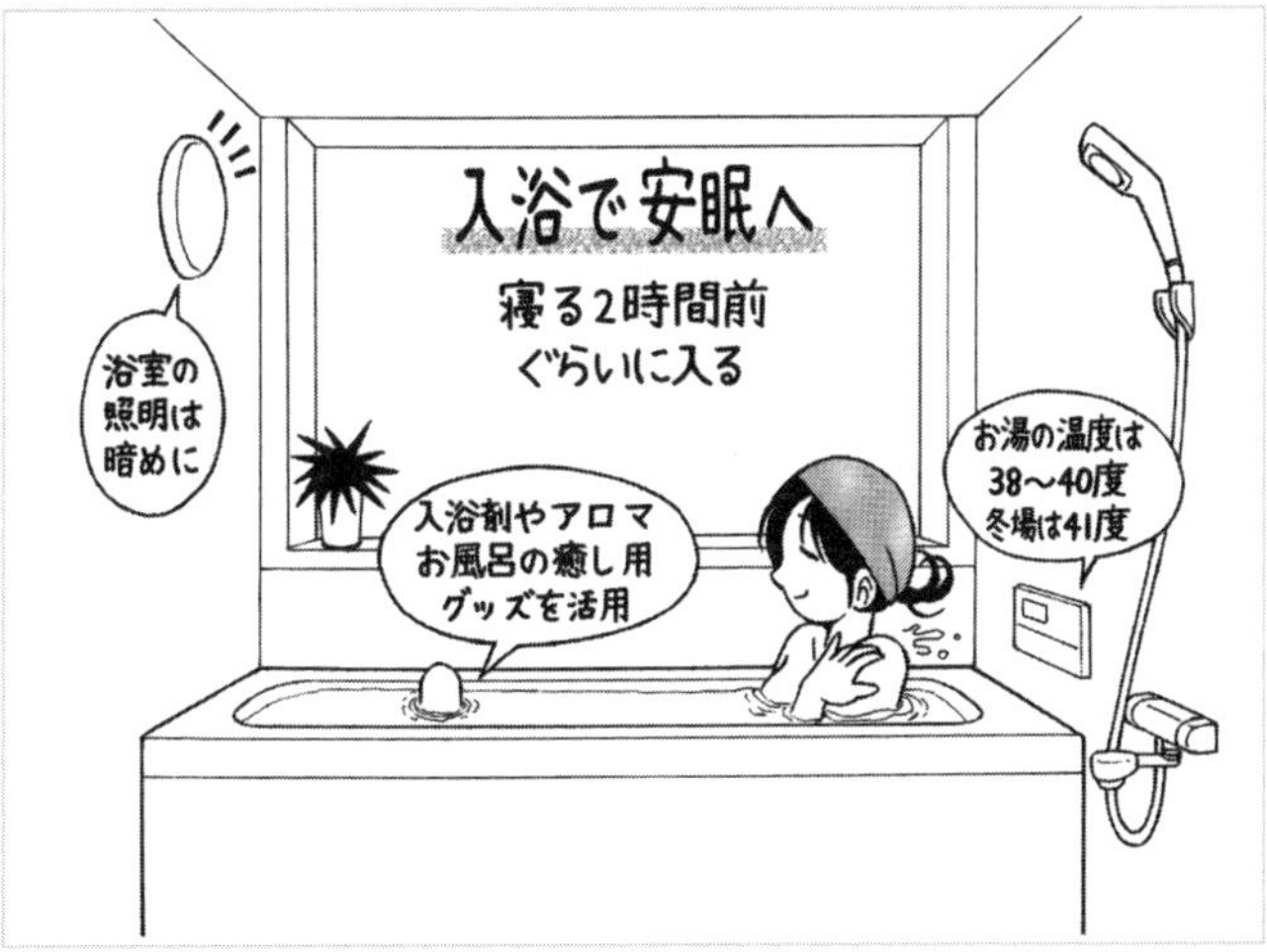
入浴で安眠へ
寝る２時間前
ぐらいに入る
浴室の
照明は
暗めに
入浴剤やアロマ
お風呂の癒し用
グッズを活用
お湯の温度は
38〜40度
冬場は41度

＊寝室にお迎えの明かりをつける

寝室の明かりは早めにつけておく。電燈色のお気に入りのスタンドで演出すると、就寝時に寝室に入ったとき、ほのかな灯りが出迎えてくれ、癒し効果がある。

＊コンビニのような明るい場所に行かない

◎安眠に導く入浴法

湯船に浸かり、体温を上げ、就寝に向けてうまく低下させるのがポイント。

＊浴室の雰囲気づくりをする

照明は暗めに。入浴剤やアロマを使う。入浴用おもしろグッズも楽しい。

＊就寝１〜２時間前に20分ほど入る

お湯は38〜40度。冬場は41度ほど。

＊入浴中にマッサージをする

肩や足をもみ、血行を促進する。

＊湯冷めを防ぐ

冬場は脱衣所や居間を十分温かくする。

＊入浴後は、水分補給の水を飲む

湯上りのビールやアルコールはＮＧ。

熱いお湯にどっぷりが好きな人は、夕方～8時頃までに入る。湯上りのビールも、このときならＯＫ。就寝前の熱い湯は、眠りを妨害するので、控える。

◎寝室の睡眠環境を整える

寝室は長時間居る場所なので、寝室寝具環境は、とても大事な要素です。

＊睡眠に適した寝室の4つのポイント

① 朝の光を十分取り込める部屋を選ぶ。
部屋が暗い場合は、最大に明るくできる照明を設置する。

② 開放的な窓があり、通気がよく、湿気がこもらないこと。
結露対策の窓用シートや断熱ガラスなども利用する。

③ 寝室の広さは、最低でも四畳半以上。
ゆったりくつろげる空間が心を落ち着ける。常に掃除を心がける。

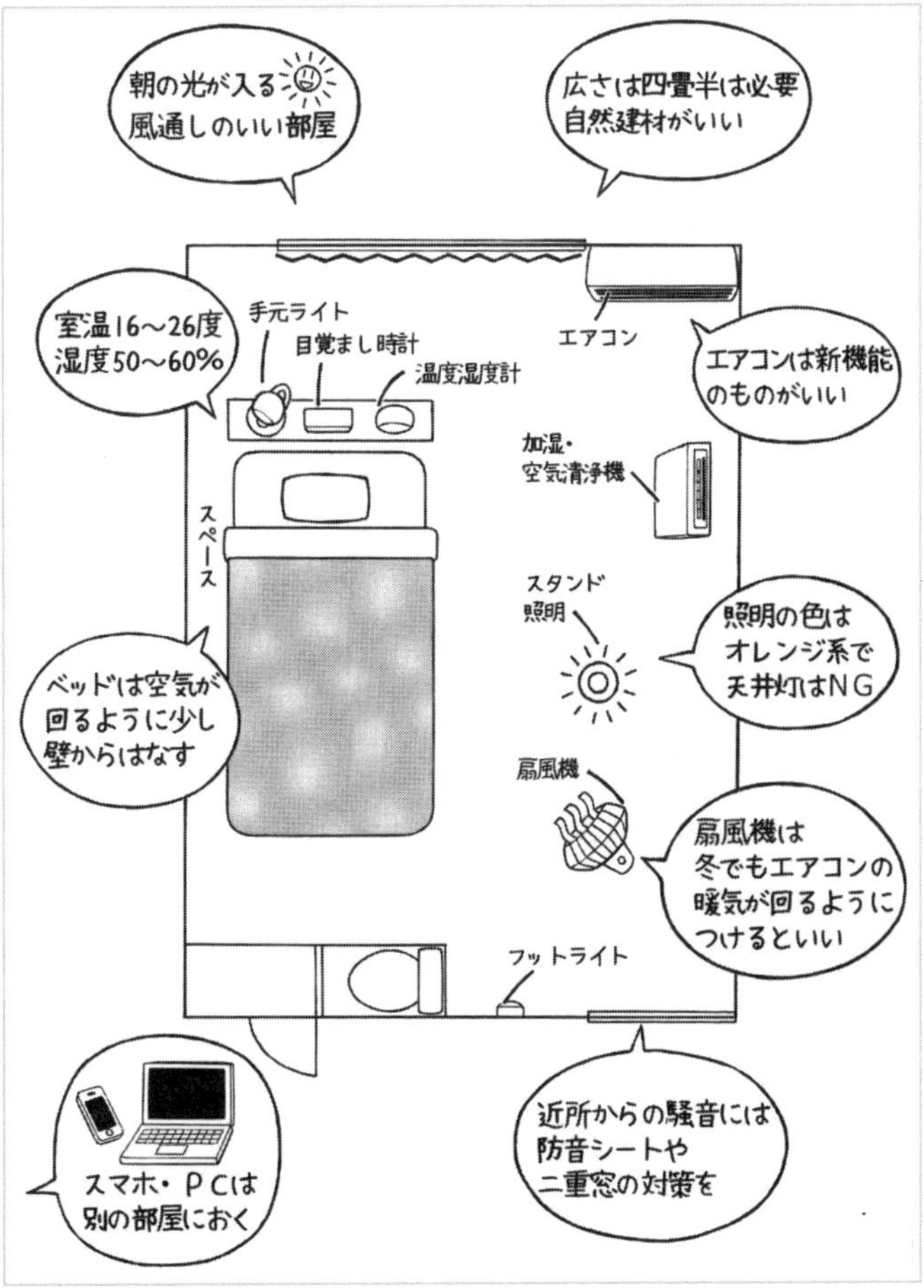
朝の光が入る
風通しのいい部屋
広さは四畳半は必要
自然建材がいい
室温16～26度
湿度50～60%
手元ライト
目覚まし時計
温度湿度計
エアコン
エアコンは新機能
のものがいい
加湿・
空気清浄機
スペース
スタンド
照明
照明の色は
オレンジ系で
天井灯はNG
ベッドは空気が
回るように少し
壁からはなす
扇風機
扇風機は
冬でもエアコンの
暖気が回るように
つけるといい
フットライト
スマホ・PCは
別の部屋におく
近所からの騒音には
防音シートや
二重窓の対策を

④　健康によい建材を選ぶ
シックハウス症候群やアレルギーを避けるために、シックハウス対策の壁紙や、桧、杉、珪藻土などの自然の建材を選ぶ。

＊寝やすい温度と湿度
寝る1時間前ぐらいに準備をしておく。
睡眠に最適な室温16～26度。湿度は50％～60％ぐらい。
エアコン、温度計・湿度計・加湿器・空気清浄器・扇風機などをそろえる。

＊真夏の寝室対策
①　窓は、スダレ、遮光カーテン、蔓植物などで遮光・遮熱する。
夜、帰宅したら開け放ち、ベランダや庭に散水する。
②　寝室は、あらかじめエアコンでキンキンに冷やしておく。
寝るときは26度ほどで、タイマーで3時間ぐらい。
睡眠中、体温は1度ほど下がるので、冷やし過ぎに注意する。
猛暑のときはつけたままでいいが、最新の調節機能のある製品が望ましい。
③　エアコンと扇風機を併用する。扇風機を部屋の隅に置き、首振りで冷気を循環させる。
④　シーツ類は色を淡いブルー系にすると、見た目にも涼しげ。素材は麻やコットンがよい。

＊寝室の騒音対策

エアコンなどの一定に続く低い音は、さほど眠りを妨げないが、足音や物が落ちたり、ドアが閉まったりする突発的な音は目を覚まさせる。１階が寝室の場合は、２階の床を防音仕様にするか、厚い絨毯を敷く。

近所からの騒音には、窓用防音シートや二重窓にするなどの対策を。

> 一番の騒音はイビキ。第３章の睡眠障害を読み直し、対策を考えてみよう。

＊寝室にはいろいろなものを置かない。

寝室は寝るためだけの空間とする。寝室に置くものは、スタンド、目覚まし、オーディオ、眠り小物ぐらいにする。

ベッドは壁から少し離し、周囲の空気が循環するように配置する。

> 目覚まし、音楽、読み物などと、何でもスマホで代用するのをやめる。
> 夜はスマホ離れを実行しよう。

◎寝具のしつらえ方

＊枕とマットレス・敷き布団の選び方

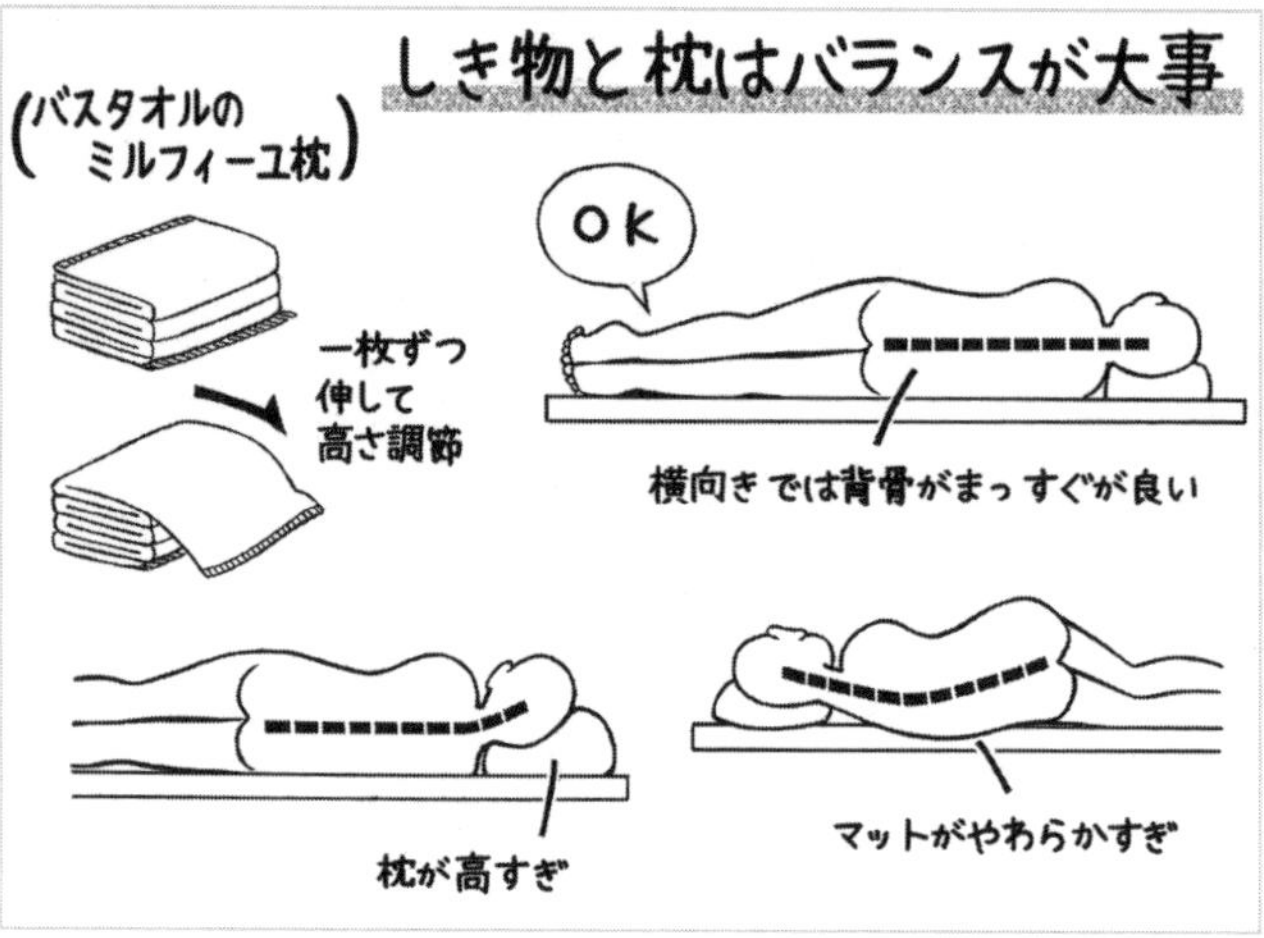
しき物と枕はバランスが大事
(バスタオルのミルフィーユ枕)
一枚ずつ伸して高さ調節
OK
横向きでは背骨がまっすぐが良い
枕が高すぎ
マットがやわらかすぎ

敷物も寝返りと体圧分散のために、やや硬めに。通気・放湿もよく、冬は保温、夏は放熱に優れたものにする。

寝る姿勢は、首の位置が立っている姿勢と同じでないと安眠できない。つまり、枕の高さと敷物への体の沈み込み、この2つのバランスがポイントになる。だから、敷物を買うなら、枕も一緒に買うのが望ましい。

枕だけなら、図のような即席枕をつくり、自分に合った枕の高さを知り、それを参考にして買い求める。即席枕を常用しても便利。

寝返りを考えて、やや硬めにし、中身の偏りがなく、通気や放湿のよいものを選ぶ。

＊掛け物の選び方

掛け物やシーツ類も通気や放湿がよいものを季節に合わせてこまめにセットする。冬は、軽さや保温性に優れた羽毛や羊毛が心地よい。専門店で睡眠知識のあるアドバイザーと相談し、よく吟味する。

＊よく眠れるナイトウェアの選び方

シャツに短パンや部屋着で寝るのはＮＧ。きちんとパジャマを着用する。パジャマは、袖口と足首が広く、ウエストは調整可能な締め付けのないものを。吸湿・放熱がよくないと寝苦しさのもととなる。素材も、肌触りと滑りがよく、寝返りを妨げないもの。綿、絹、麻、ガーゼなど自然素材がベスト。色もパステルカラーで、あっさりした柄を選ぶ。モフモフの素材やヒラヒラの装飾が多いものはさける。

ブラジャー・ショーツ、ブリーフなどの下着を付けたままで寝ると、締め付けが眠りによくない。トランクスや夜専用の下着を使うか、脱パンツで眠るとリラックスする。夏場は特によい。

★平日　就寝前

◎スマホやPC・TVを切り上げる

メラトニン分泌が低下するのを防ぐため、これらの機器は、就寝1時間前には使用をやめる。スマホ・ＰＣにはブルーライトカットシートを貼り、ブルーライトカットメガネも利用する。夜は、スマホの画面をナイトシフトに変更。寝床から離れた場所に置く。

◎寝室の照明に注意する

照明をつけっぱなしで眠るのは大NG。部屋は真っ暗が理想だが、安全上、フットライトを設置する。常夜灯は、顔に当たる位置は避ける。手元の読書ライトなどは電燈色にする。

◎寝る前にお腹が減ったら?

就寝直前に、お腹が鳴るほど空腹になると、交感神経が高ぶり、寝付けない。少しだけ何か口にしてみる。

＊食べるものを選ぶ際のポイント

カロリーは80~100Kカロリーほどに抑え、消化のよいものを選ぶ。菓子や果物、ジュースは肥満のもと。甘味を避けて、旨みに逃げるのがポイント。

味噌汁、野菜スープ、春雨スープ、奴豆腐、レバーパテのカナッペ、梅粥、黄粉のせヨーグルト、コンビニの最小パックの煮物(要カロリーチェック)など。

＊飲み物はノンカフェイン飲料を

1日の慰労に濃いコーヒーといきたい人も、ここは我慢。ノンカフェインのコーヒー・紅茶にする。ホットミルク、黒豆茶、とうもろこしの髭茶、眠りによいハーブティーを飲む。水も含め、量は控えめに。

お酒やドリンク剤やエナジードリンクは大NG。

◎就眠儀式の仕方

おやすみ前に何か行う定番の習慣をつけ、心身を眠りモードに導く。

＊儀式の注意点を守る

① 興奮することはやらない。読書でも、ミステリーや考えさせる内容のものを避ける。
② ネガティヴなことはやらない。
たとえば、日記に嫌な出来事を綴りすぎないこと。ポジテイブな自分へのメッセージを加える。
③ 疲れてしまうことはやらない。
④ 寝酒、寝たばこは絶対厳禁！

＊ゆったりと自分の好きなことをする

雑誌・絵本などの簡単な読書や静かな音楽を聴く（タイマー20分ぐらい）、座禅・お祈り・マインドフルネスなど。オリジナル儀式も楽しい。

＊少しだけ体を動かす

静かに過ごすのが基本の就寝前でも、ちょっと体を動かし、体温を少し上げると、深部体温が低下しやすく、寝つきによい。軽いストレッチや呼吸法、夜ヨガや太極拳など行う。

筋トレは交感神経が優位になり、眠りに就くのを妨げるのでＮＧ。

＊必ず「おやすみなさい」の挨拶を

家族やパートナーにおやすみなさいの挨拶をする。たとえケンカの後でも、こらえて言う。この

〔図表23　ねつきをよくする方法　ぜん進的筋しかん法〕

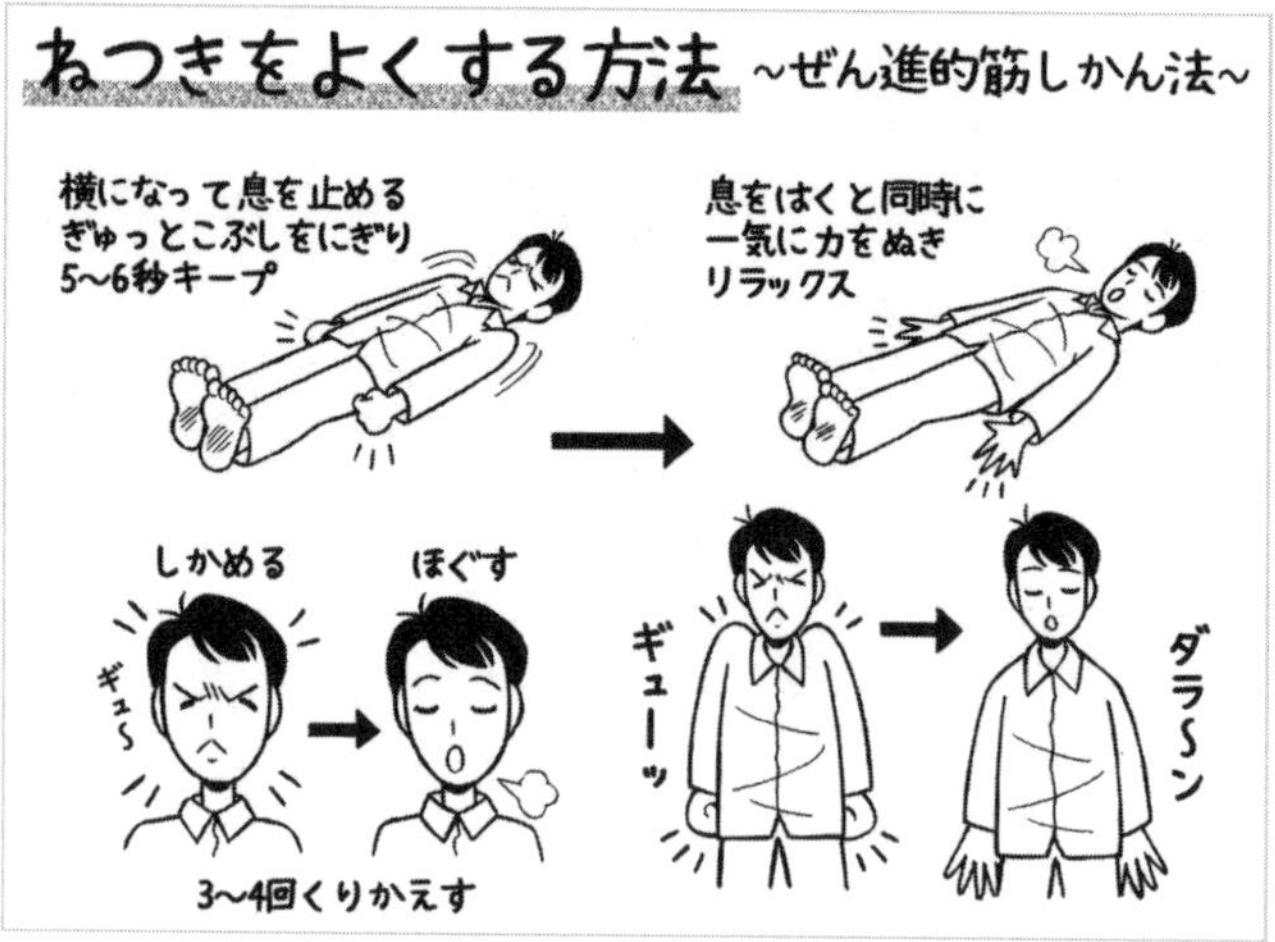
ねつきをよくする方法 ~ぜん進的筋しかん法~
横になって息を止める
ぎゅっとこぶしをにぎり
5~6秒キープ
息をはくと同時に
一気に力をぬき
リラックス
しかめる
ほぐす
ギュ~
3~4回くりかえす
ギューーッ
ダラ~ン

一言が心を癒し、安眠に誘ってくれる。

1人寝の人は写真でもぬいぐるみでも、話しかけられる対象を枕元に置く。

眠くなければ無理に寝ようとせず、睡魔が訪れるまで、上体を起こして、読書でもしてみる。

◎就寝前の最終チェック

***就寝前に手足が冷えてしまったら?**

手足湯をする。足湯器やマッサージ器を使うのもよい。

*トイレを済ませ、水を少し飲む。いっきに飲まずにゆっくりと。

*エアコンなどのタイマーの確認。

*音に敏感な人は耳栓をする。

〔図表24　ねつきをよくする方法　自己暗示法〕

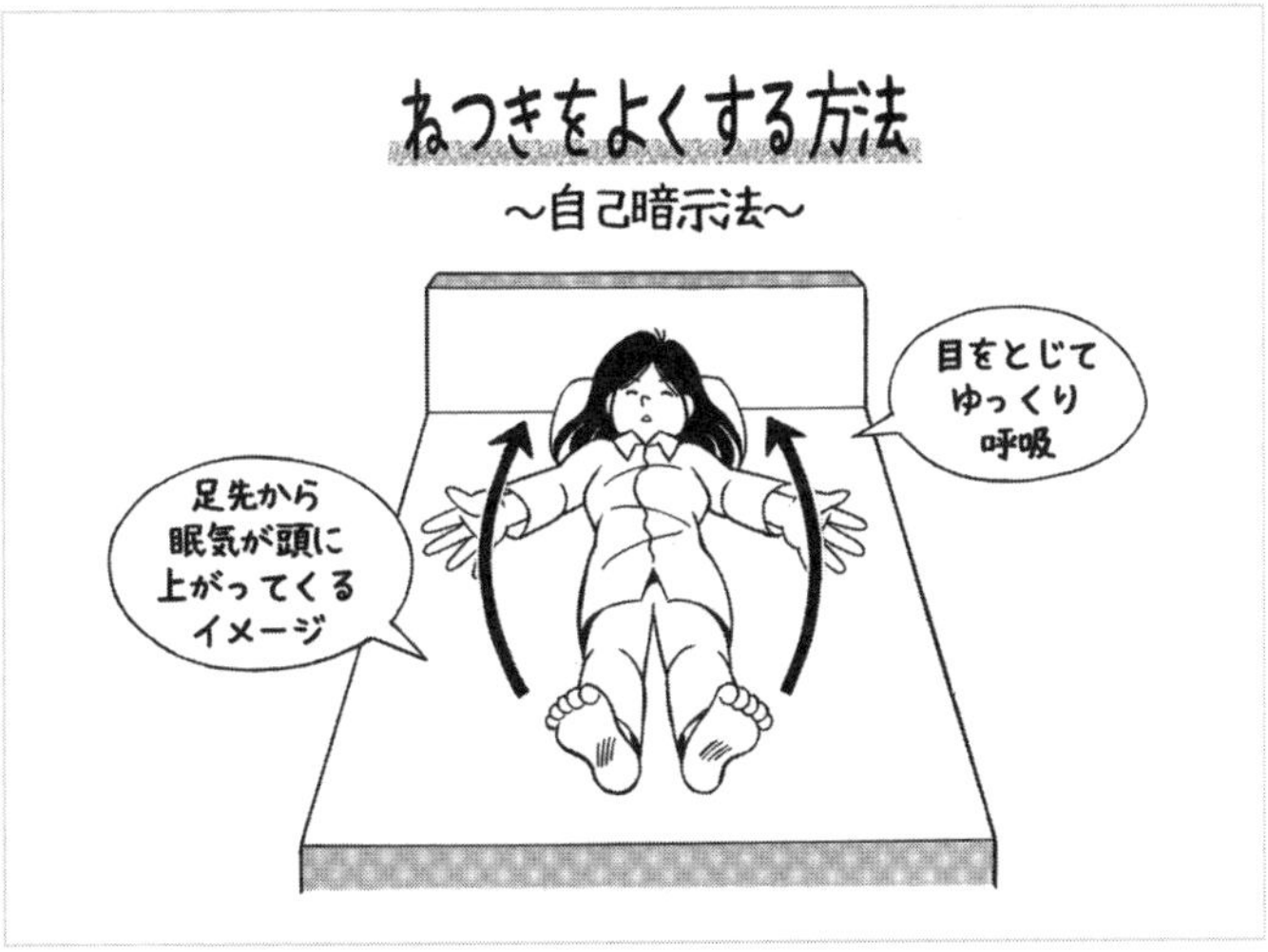

〔図表25　ねつきをよくする方法　寝たまま腹式呼吸〕

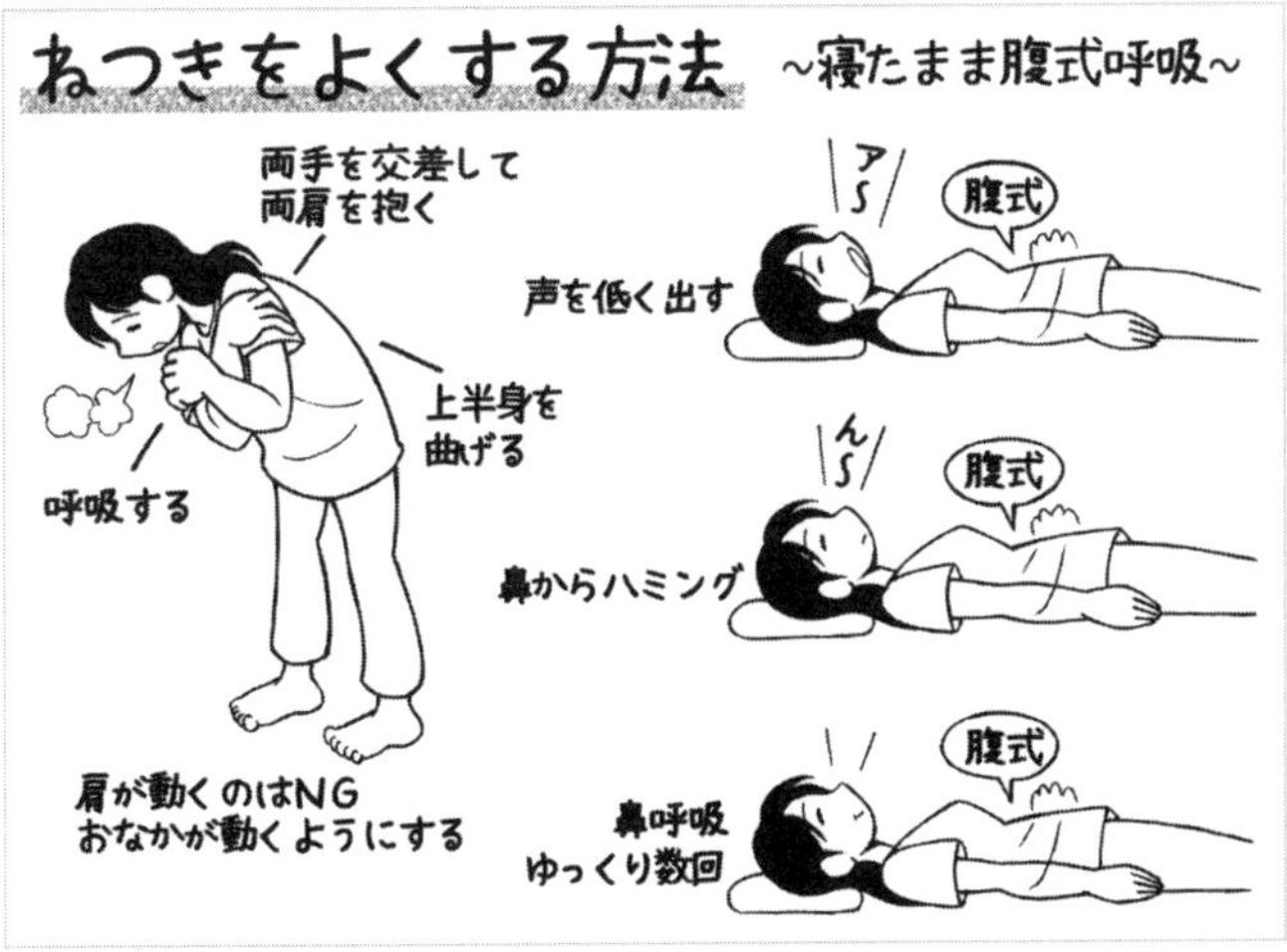

週末・休日の過ごし方

◎休日の寝起き

休日の遅寝・遅起きは、体内リズムを崩す一番の原因になる。ゴロゴロ、ダラダラもほどほどにとどめる。

＊休日の朝寝坊は2時間以内にする

2時間以上寝ると体内リズムの狂いが大きくなり、1日中気分が悪く、眠気も去らず、休日が台無しになる。二度寝も一度起きて歩き回ってしまったら、止める。

＊昼寝を長めにとってリラックスする

昼寝は休日の楽しみ。いつもより長く1時間半ぐらいでもよい。寝すぎると気分が悪く、頭痛が起こることもある。午後3時以降に眠るのは避ける。

＊夜更かしは1時間ほどにとどめる

◎快眠によい休日の過ごし方

休日こそ心身の適度な疲れを得て快眠したいもの。体を使うと同時に、知識や感動を得て、脳を刺激することがポイント。

＊休日は出会いの場に出向こう

いつも同じ仲間とばかり会っていては、脳への刺激は弱くなる。馴染みのない分野のセミナー、交流会、体験会などに参加してみる。ユニークな会を発案して、会を仕切るもよし。

＊人付き合いが苦手な人は

出会いは現実の人間とは限らない。歴史上の人物、モノやコト、自然との出会いも立派な出会い。とにかく行動してみる。

＊光と外気の中で過ごす

野外スポーツ、森林浴、農業、園芸などの体験は、快い疲れを得られる。旅も、お仕着せでなく、徒歩の割合を増やして、自分で企画してみよう。

社交ダンスはおすすめの趣味。体を使い、パートナーとコミュニケーションをとり、発表会という「生きがい」もある。「安眠の7つの秘訣」のうち、3つも満たしていて、アンチエイジングにもなる。

睡眠改善の具体的レシピはいかがでしたか？「こんないろいろ、できっこないよ」と思う方もいるかもしれませんが、くそ真面目に思わないでください。たまには怠けてもいいのです。できることから、ゆっくり取り組んでみてください。

睡眠日誌をつけよう！

レシピを学んでも、改善点がわからないと意味がありません。まず、睡眠日誌をつけて、睡眠を見える化しましょう。

次頁のようなスタイルで、最低2週間は続けます。起床就寝時刻、睡眠状況、起床状況の他、食事・入浴・運動などの時間、また、気づいた出来事やストレスの素となったことなども記入すると、いろいろな気づきがあるものです

体験談　ちょっとしたことでも改善になる

Mさんは、50代後半でコンサル業を営む精力的な方です。付き合いは長いのですが、睡眠改善には関心を示しませんでした。

ところが、ある日、寝る前に、ノンカフェインコーヒーを飲んでみると、経験したことがないほど朝の目覚めがスッキリして、驚いたのだそうです。Mさんは、若いころから就寝前に濃いコーヒーを飲むのが習慣だったために、朝にスッキリするという経験はなく、まさに、かくれ不眠が普通のことと思っていたのです。

とりあえず、一件落着ですが、睡眠日誌をつけて、他の改善に取り組んでほしく思います。

〔図表 26　簡単睡眠日誌一週間　ＮＧ版〕

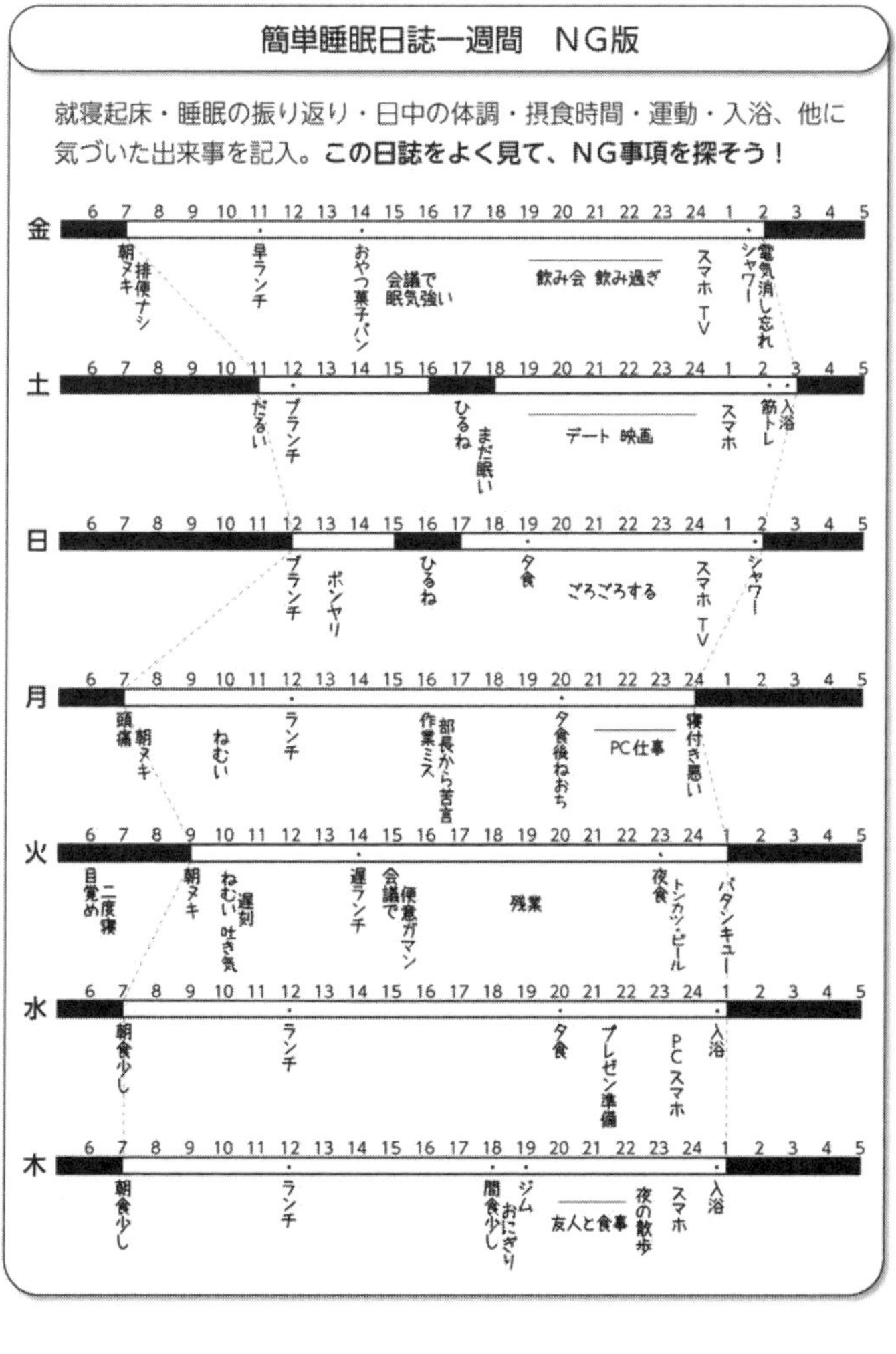

〔図表 28　簡単睡眠日誌振り返り〕

簡単睡眠日誌一週間NG版の振り返り

NG点	改善点
起床就寝時刻がバラバラは最も良くない 土日のリズムの崩れが週前半の時差ぼけになっている	土日の時刻を平日に近く 寝坊は2時間以内 昼寝も1時間程度
通常の就寝時刻も遅い	24時までには就寝する
スマホ・TVが遅すぎる	就寝１時間前にはやめる
朝ヌキが多い	朝食は少しでも口に入れる
入浴が遅すぎる	就寝１～２時間前にする
部長からの苦言がストレスになった可能性	日頃からストレス解消法を身につける
就寝間際の筋トレはNG	軽いストレッチ・ヨガなどにする
夜食が重すぎる	夜食は軽く。飲酒はやめる
照明の消し忘れ	照明や機器は寝る前の確認を忘れずに

インストラクターからのアドバイス

典型的なシングルワーカーの日誌です。最も大事な改善点は、土日の自主的時差ぼけ状態。週末はできるだけ平日と離れすぎないようにスケジュールを組みます。比較的良い日は水曜と木曜ですが、金曜午後にリズムを崩さないように気を引き締めます。

次にスマホの使用時間です。長すぎないよう、遅すぎないように自制しましょう。

改善はひとつずつ、焦らずに、ゆっくり続けていきましょう！

第7章　Q&Aで睡眠の悩み・疑問を解決しよう！

Q　コロナウイルスに睡眠対策はありますか

A　世界中を恐怖に陥れたコロナウイルス。新型肺炎に罹らないための心得を万全に行っても、これを忘れたら、ウイルスに勝てないものがあります。それが睡眠です。睡眠の役割の1つ、「免疫作用の強化」は、ウイルスに対する最強の武器です。

ところが、在宅ワークをすると、肝心の睡眠は疎かになりやすいのです。オンライン飲み会で午前様に。オンライン会議が午後だと、それまでたっぷり寝坊など。つい、気のゆるみが出ます。在宅で生活のペースが自己流になり、生活リズムが崩れ、夜の余暇も手伝って、夜更かしの睡眠不足に傾きがちです。

ウイルスと戦う睡眠法に魔法はありません。普段の適正な睡眠習慣を基本として。特に次のことに留意します。

＊体内リズム対策　↓起床就寝時刻を規則正しくし、朝日を浴びて軽体操。

＊体力増強対策　↓①規則正しい食事時間と栄養バランス。良質のタンパク質・ビタミン（特にC・E・B群）、ミネラル、適量の糖質、水分

②日中は外気に触れ、適度な運動を習慣づける。

＊ブルーライト対策↓就寝直前までのスマホ・PC・TVの使用を避ける。

＊体調調整対策　↓①入浴やマッサージなどで血行を促進する。

②朝夜の検温（ウイルス対策だけでなく、普段の健康維持に役立つ）

もちろん、これだけで終わることはありません。細かいレシピやＮＧ事項など、本書を読んで、睡眠の知識を深めることが大切です。

コロナに限らず、今後いくつものパンデミックが人類を襲うことでしょう。そんなときも、「ねむりはクスリ」であることを忘れてはいけません。

Ｑ　寝つきが悪くて困っています。どうしたらいいですか

Ａ　寝つきの悪さには、次のような原因が考えられます。

＊起床就寝が不規則なため、体内リズムが乱れているのでは？　起床就寝時刻をそろえ、摂食その他の生活時間も規則的にしましょう。

＊早く床に入りすぎているのでは？　眠気を感じたときに床に入るようにします。

＊活動不足・就寝直前の入浴や強い運動・遅くまでの仕事やスマホなど心当たりは？　第６章のＮＧ事項を再チェックして、改善しましょう。

＊日中に仮眠しすぎていたのでは？　長い昼寝や夕食後の寝落ちをやめましょう。

＊強いストレスがかかっているのでは？（後項のストレスの質問参照）ストレス緩和のためには就眠儀式を行って、副交感神経を優位に導いてください。

Q　眠りたいけど、眠れないのはなぜでしょうか

A　重いストレスがかかっていませんか？　ストレスが非常に強いと、副腎皮質刺激ホルモンがたくさん分泌され、睡眠を抑えます。つまり、寝ている場合じゃないぞというわけです。ところが、睡眠のほうは、もともと、このホルモンを分解する役割があるのです。そこで、早く眠って、このホルモンを片づけようと睡眠欲求を強めてきます。結果的に、眠りたいけど眠れない状態に陥ります。

とにかく、ストレスの軽減を目指します（後項のストレスの質問参照）。

Q　夜中に目が何度も覚めてしまいます。どうしたらいいでしょうか

A　夜中に目覚めることはよくあるものですが、頻繁になると睡眠不足になります。

＊就寝前のカフェイン飲料、スマホなどの使用、寝酒、寝たばこなどを止めましょう。

＊ストレスが強いかもしれません。ストレスの解消法を探しましょう（後項のストレスの質問参照）。

＊日中の運動量が足りないのかもしれません。運動を習慣づけましょう。

＊尿意で目覚めた場合は、水を日中、多めにとって、夜は少なめにします。また、食事の塩分を少なくします。一晩に2～3回以上トイレに行くことが続いたら、泌尿器科に相談しましょ

う。

＊眠りが浅いのかもしれません。途中で目覚めて眠れなくなったら、上体を起こして、手元ライトで読書をするなどして、眠気が来るのを待つようにします。

Ｑ　とにかく、朝起きることができません。どうしたらいいですか

Ａ　寝つけないのと同様に、起きられないこともつらいものです。

＊体内リズムが崩れていると、すっきり起きることができません。起床就寝がバラバラ、好きなときに昼寝をしている、生活時間がルーズ。こんな人はまず、寝起きと摂食時間を規則正しくし、ランダムな仮眠や夜更かしをやめるようにします。

＊睡眠のＮＧ事項を行っていませんか。就寝直前までのスマホやＰＣが怪しいですが、とにかく、第６章にあるＮＧ事項をチェックしてください。

＊朝、体温と血圧が低く、それらが上昇するのに時間がかかる場合は、なかなか起きられません。あまり運動しない、屋内にいるのが好きという人も起床がつらい傾向にあります。思い切って、負担の少ない運動に取り組みましょう。食事もたんぱく質を多くとるようにします。第６章の朝の項を参考にして、活発な体質になるように改善していきましょう。

＊自律神経失調、うつ、ストレス性障害、起立性調節障害、慢性疲労症候群などでは、起床困難になります。同時に、入眠障害や不眠も起こっていると思われます。他にも心身に異常を

感じるなら、医療機関を受診してください。

Q　ストレスが強すぎて眠れません。解消法を教えてください

A　ストレスは、眠れない原因の筆頭です。ストレスを取り去るには、ひとまず、ストレスの素から距離を置いてみることです。原因を直接解決しようとすると、ますますストレスになるからです。

＊まず、身体を動かすこと。それが脳をほぐし、感覚をリフレッシュします。

・サイクリング、マラソン、登山など、目的地へつくと達成感が得られるものがよい

・踊りは体を動かすだけでなく、音楽が感性を揺さぶり、陶酔感を与えてくれる

・農作業は植物の成長や稔りが、ものの見方を変え、心のあり方を教えてくれる

・アロマセラピーやタッチセラピーは、嗅覚と触覚への刺激が潜在意識に響く

・音楽やアートは自己表現で自我を開放する。音楽療法や臨床美術療法も効果がある

＊次に、集中して心を空にできることや精神性の高いことにチャレンジします。

・ジグゾーパズルやプラモデル、編み物、陶芸など手仕事で何かをつくる

・座禅、写経、マインドフルネスを試す。書道、茶道、その他伝統文化の精神を学ぶ

＊第三に、何でもいいから、「とにかく覗く・試す・参加する」を実行します。

・団体活動やイベントを覗く。分野・年令・性別の違う人との接触は考え方を変える苦境を

乗り越えた人の経験談を聞くのは、とてもためになる

・対象を1つに縛って、訪ね歩く。食べ歩き、寺社巡り、専門店めぐりなど、様々

・一人旅で心の断捨離をする。

＊第四に、人物伝や小説、エッセイなどを読む。～する方法という指南本より、ずっと効果がありますす。ストレスを払うには、方法論より、心を動かされることが大事なのです。

＊前項の試みができてきたなら、いよいよストレスの素に近づいてみます。ただし、即効解決を求めないこと。

・コーチングやカウンセリング、認知行動療法を受ける。自己学習してもよい

・身近でない人に相談してみる。親しい人では、新しい視点を得ることはできない。適切な人を紹介してもらえば、メンターや目標となる人物に出会うかもしれない

＊最後に、自分に自信をつけることをおすすめします。自信のなさは不安や迷いを募らせ、ストレスを増大させるからです。趣味でも、小さな資格でも何でもいいから、得意部門を持つことです。自信がつけば、自分なりの確かな価値基準ができ、そこに感情がともなえば、信念ができ、心が揺らがなくなります。きっと、ある朝、気持ちがふっと軽くなるのを感じるはずです。問題の解決法も浮かぶかもしれません。すると、その夜から、睡眠の心の癒し効果が働きはじめ、次第に眠りの良循環ができてゆくでしょう。

ストレス対策をしている間は、必ず朝日の中で体操と自己暗示を、夜は就眠儀式を続けること

を忘れないでください。

Q　寝返りが多すぎるのですが、いけないのでしょうか

A　普通、一晩に20～30回は寝返ると言われます。寝返りは、同じ姿勢をしていることで起こる血行の滞り、筋肉や骨の圧迫を防ぐために必要なものです。また、床の中に空気を入れて、熱気や湿気を吐き出す役割もあります。
寝返りが、あまりにも頻繁で、そのたびに目覚めるようなら、室内の温度湿度が適正でない、寝具が体に合っていない、夜着が寝にくいものであるといったことが考えられます。第6章も参考にして、睡眠環境の見直しをしてください。また、体調不良で寝苦しい場合もあるので、チェックをしてみましょう。

Q　冷え性でなかなか寝付けません。対策を教えてください

A　冷え取り法や冷え取りグッズはいろいろありますが、根本的な対策は、冷えにくい体をつくることです。第4章の「体温について改めて考えてみよう」の項の冷え症のところを読み返し、次の方法を試してみてください。
＊有酸素運動と筋トレの運動習慣をつけ、血行不良を改善する。
＊朝食欠食をしないこと。3食とも良質のたんぱく質・ビタミン・ミネラルのバランスを考え、

中医学や漢方の冷えを防ぐメニューも取り入れる。
＊毎日、入浴する。湯船の中で、腿、ふくらはぎ、足の指を優しくマッサージして血行を促す。入浴できないときは、手足湯をする（第６章の入浴の項目参照）。
＊寝る前に軽い体操（筋弛緩法・ストレッチ・夜ヨガ・太極拳など）をし、ハーブティーやホットミルクで体を温める。

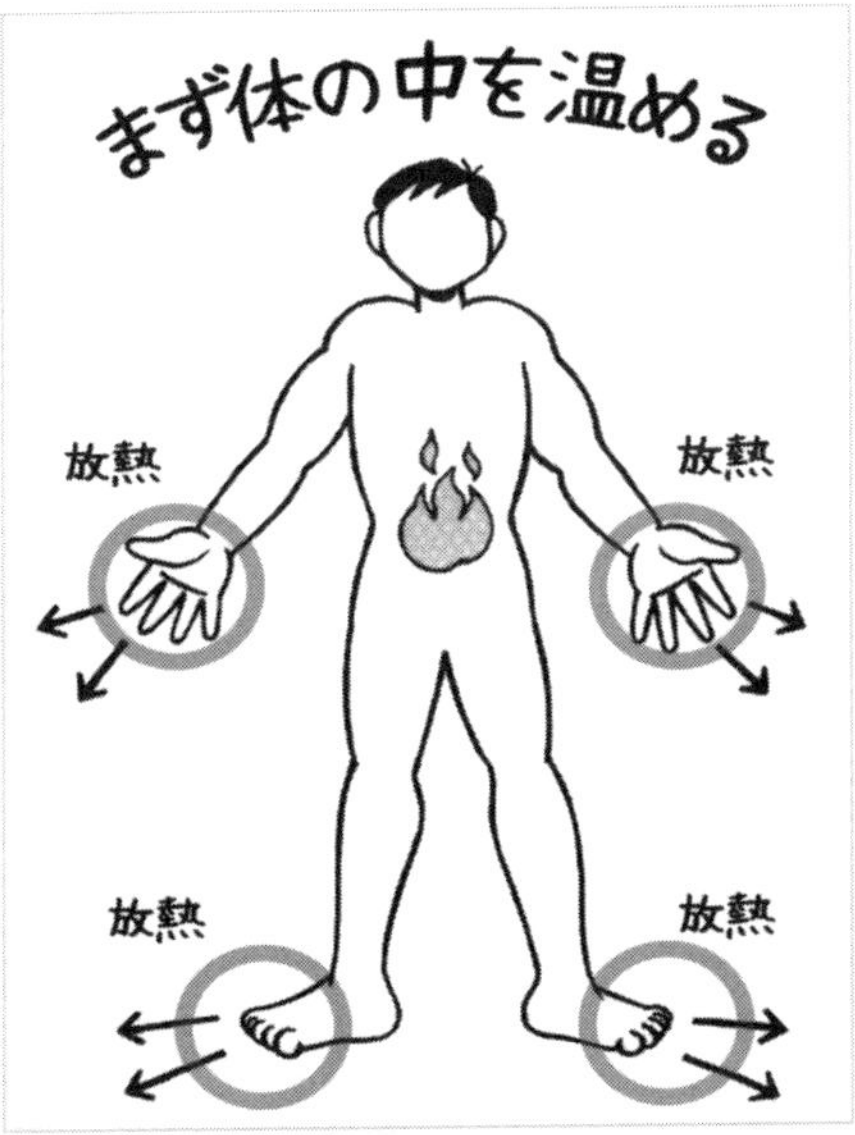

＊夏場は冷えすぎに注意。冷たいものを摂りすぎず、エアコンの調整に気をつかう。
＊冬場の寝具は掛け物をかけ過ぎないようにする。羽毛布団と毛布に軽いマルチクロスを掛けるとよい。敷物のほうを厚くし、羊毛や羽毛の敷布団を使う。シーツは自然素材がよい。
＊電気毛布は布団を十分温めた後、寝るときは切るほうがよい。湯たんぽのほうが快適。

冷え症は体をいたわりすぎると、ますます冷えます。体を鍛えましょう。

Q 外泊で環境が変わると眠れません。どうしたらいいでしょうか

A 外泊で眠れないのは、様々な原因が考えられるので、チェックしてみましょう。

＊宿の枕や寝間着が合わない場合。枕は、第6章で紹介したバスタオルの即席枕を宿のバスタオルでつくります。宿の浴衣は夜着としては望ましくないので、着慣れたパジャマを持参します。

＊宿の部屋の不具合もあります。サイズや間取りが狭苦しい、温度や湿度、匂い、照明がうまくないなど。著者の経験では、旅館の照明はホテルに比べ整っているところがとても少なく思えます。また、空調や隣室の音も問題です。脳は睡眠中も、小さな物音やわずかな灯りなど、些細な刺激を感じ取り、非常に短い時間とはいえ、目を覚まさせています。これは動物として身を守る安全対策ですから、仕方がありませんが、不具合については、遠慮なく宿に伝えましょう。気になる人は耳栓やアイマスクを持参しましょう。

＊宿のマットや布団については、宿に泊る人の体は千差万別で、みんなに対応するのは不可能。致し方ないところです。ホテルはチェーンが多いので、お気に入りのチェーンをチェックします。エコノミーなホテルでも、よいところがあります。旅館なら、敷きや掛けを追加してほしいなどと遠慮なく伝えてみましょう。

＊日中の過ごし方も影響があります。旅を楽しんでいれば、よく眠れますが、出張先で仕事が思わしくなければ、その夜は安眠できません。体調が悪いと、さらにストレスが強くなります。

出張前には、出先の予想されるトラブルに対処できるように準備を整え、体調管理を怠らないようにしましょう。

＊メンタルの問題もあります。動物は、安全で安心できる所に巣をつくります。人間も動物なので、寝室もそういう「巣」なのです。一方、旅先は、見知らぬ所で不安が募ります。自分では意識できませんが、外泊時の睡眠は、本能的に緊張が高まり、睡眠が浅くなる可能性は大きいわけです。

そんなときは、精神を沈静化するために、「睡眠儀式」を簡易的に行います。また、小さなマスコットを旅のお供に連れて行き、枕元に置いてみるのもいいでしょう。

外泊で眠れない人は繊細な感覚の持ち主ですから、それはいいことだと解釈し、神経質にならないことです。私は、ホテルのダメ出しチェックをしたり、街で生花を買って部屋に飾り、我が家感をだしたりして楽しんでいます。

Q　夜、きちんと寝ているのに、日中、何度も眠りに落ちるのですが

A　夜、十分寝ているのに、日中、突然寝入ってしまい、10～20分ほどで目覚めるのを繰り返すなら、ナルコレプシーという睡眠障害が疑われます。運転や作業の途中に起こると大変危険です。ナルコレプシーと紛らわしい障害に突発性過眠症があります。いずれにしろ、すぐ睡眠専門の医療機関を受診してください。

Q　悪夢を見続けています。大丈夫でしょうか

A　どんな悪夢でしょうか?

＊日頃、問題に思っていることを象徴するような夢なら、それがストレスとなっているのでしょう。また、トラウマとして深層心理に刻まれていることが、心理状態が悪いと、引き出されてくることもあります。日中に気晴らしをしてストレスを解消し、ポジティブ思考を心がけます。

＊深酒やタバコの吸いすぎは、悪夢の原因となります。禁酒、禁煙をしましょう。

＊睡眠環境が原因になることもあります。、寝室や寝具をチェックし、寝苦しさの原因を探し出して、改善します。

＊疲労が強いか、体の不調があるかもしれません。体調チェックをしてみましょう。

悪夢で起きてしまったら、悪夢のストーリーの結末をハッピーエンドにつくり変え、眠りに就きます。馬鹿らしいようですが、意外に効き目があります。

精神的に参ってしまうほどの悪夢が続くなら、精神科に相談しましょう。

Q　足がムズムズして眠れず、困っているのですが

A　就寝中、足がむずむずして眠れないのは「むずむず足症候群」という睡眠障害です。女性の方が罹る率が高く、高齢になると増加します。皮膚の表面ではなく、足の深いところからムズムズする何とも不快な刺激が起こってきて、眠ることができません。原因はよくわかっていませんが、主に妊娠中や鉄分不足による貧血、腎疾患などの場合発症すると言われます。

また、睡眠中に、脚や腕がピクピクと動いたり、跳ね上がったりして、目を覚ましてしまい、不眠になる障害もあります。これを「周期性四肢運動障害」と言いますが、本人は自覚がありません。「むずむず足症候群」と併発していることも多いので、まず、ムズムズが起こったなら、必ず睡眠の専門医を受診し、投薬を受けてください。

足と言えば、睡眠中には、いわゆる「こむら返り」がよく起こります。筋肉の使いすぎやミネラルや水分の不足が原因とされるので、ミネラルの豊富な食べ物と水を補給し、足のマッサージも行います。こむら返りが頻繁な場合は、糖尿病や肝硬変も考えられるので、検査を受けてみてください。

Q　父が睡眠中に叫んだり、飛び起きたりするのですが、記憶がないというんです…

A　睡眠障害の中には、自分では覚えがないのに、起きて行動するというものがあります。子供によく見られる睡眠時遊行症（いわゆる夢遊病）はよく知られていますが、お父様ということなら、レム睡眠行動障害の可能性が高いかもしれません。

レム睡眠のときは夢を見ていても、体は動かないように仕組まれていますが、何らかの原因で、その仕組みが機能せず、夢の通り行動してしまう障害です。脳神経系の疾患ではないかと言われていますが、まだよくわかっていません。中高年の男性に多いと言われているので、睡眠専門の医療機関で診察を受けてください。

Q　海外旅行などの時差ぼけの解消法を教えてください

A　時差ぼけは、体内時計が乱れた状態です。残念ながら、時計を元に戻す特効薬はありません。海外に行く場合、出発前から現地時間に合わせて行動しておくという方法もありますが、自国での予定があるでしょうから、あまり現実的ではありません。ここはスッパリ割り切って、着いたら、ともかく、現地の生活に合わせます。

＊朝に着いた場合は、朝日を浴び、時間があれば、仮眠する
＊現地でも規則正しい寝起きをし、食事時間も規則的にする
＊現地に慣れるまでは無理なスケジュールを立てずに、夜はしっかり眠るようにする
＊渡航前から疲れを溜めないようにし、お腹の調子を整える。機内で食べ過ぎない
＊帰国してからも、前項の点を同様に守り、調整しながら、時差ボケを解消します

海外に行かずとも、生活が乱れていれば、自ら時差をつくっていることになります。あなたの時計が2時間ずれたら、ベトナムに行ったと思って、早く帰国して、時間調整しましょう。

Ｑ　徹夜のときに気を付けることは、何ですか

Ａ　人間は17時間ぶっ通しで働けば、お酒の酩酊状態と同じになり、更に仕事を続ければ、血圧が上がり、生体リズムは崩れ、脳も体も限界になります。本来、徹夜は避けるのが賢明ですが、やむをえないときは、次の点に注意します。

＊徹夜前に、仮眠をとる（睡眠のワンサイクル90分ぐらい。または15分ぐらい）

＊夕食は軽めに。徹夜中は、パンやチーズなどを少し口にする程度に。水をよく飲む

＊徹夜中に仮眠をとってもいいが、すっかり寝入ってしまう危険性が大。無理に起きても、眠気が去らず、パフォーマンスが落ちる。徹夜中は、時々眠気払い（第６章の午後の眠気を払う方法参照）をして乗り切る

＊徹夜中はお腹がすくときがあるが、間食をしないこと。チョコレートやクッキーなどをほんの少し口にする程度にする

＊徹夜明けも起き続けなければならない人は、第６章の「朝の日課」をする

＊前もって予定している徹夜や緊急事態では、睡眠研究者によるマニュアルに従う

肝心なことは、むしろ徹夜の後にあります。徹夜明けは、ほっとしてリラックスする人もいますが、達成感から、妙に興奮がさめず、眠気も疲労もどこへやら、という人もみられます。

そして、打ち上げ会にいそいそと。こんなケースは大ＮＧパターンです。徹夜明けは、十分な

休養をとり、タイトな予定はいれないようにします。

Q　夜、働かなくてはなりません。注意点はありますか

A　夜、働く場合、接待業や夜間ガードマンのように、夜型が固定化されている職業なら、夜行性と割り切って、次の点を守ります。

＊夜型なりに、規則正しい起床就寝時間を守る

＊帰宅後は、部屋を暗くして自前の夜をつくり、眠る。起床は「光目覚し」を使う

熱い風呂、飲酒・タバコ・カフェイン飲料・重い食事を控える

これに対し、病院勤務や消防士、航空乗務員などのシフトワークになると、体内リズムがランダムに狂ってしまいます。

医学的な解決策は困難ですが、生活上の注意事項を守り健康管理を整えれば、ダメージは軽くなります。

＊日勤の日は朝日を浴び、摂食時間も規則正しくし、生体リズムを整えておく

＊夜勤の2時間前までに30分～1時間の仮眠をする。勤務中は状況が許せば、パワーナップをとる

＊職場の仮眠スペースなどの設備を快適に保つ

＊帰宅後は、前出のようにＮＧ事項を避けて、自前の夜で就寝する

Ｑ　目覚ましに頼らず、自分の力で起きる方法はありますか

Ａ　あります。それは「自己覚醒法」です。就寝前に「△時に起きる」と強く自己暗示をかける方法です。自己暗示しなくても、遅れてはいけない出張や試験などのとき、目覚ましより早く目覚めた経験はありませんか？　緊張が暗示となって、起こすホルモン「コルチゾール」の分泌が、コントロールされたからです。自己覚醒では、強制的に起きる場合より眠気が少ないといわれます。

訓練で起きられるようになりますが、１００％とはいきません。大事な用のあるときは、目覚ましもつけておいてください。

Ｑ　寝だめをしておきたいのですが、できますか

Ａ　寝不足については、あとで補填することがある程度できますが、前もって「寝だめ」をしておくことはできません。第4章の生体時計の項にあるように、睡眠は体内リズムのタイミングと睡眠物質の蓄積の結果、もたらされています。だから、自分の都合ではできないわけです。

長く昼寝をすることで、夜の睡眠を短くしようとする人もいますが、それもできません。適正な昼寝（15分から20分ほど。中高年では30分ぐらい）をしても、それは午後のパフォーマンスをよくするだけで、夜の睡眠には影響しません。長過ぎる昼寝をしてしまうと、目覚めてから

も眠気が去らず、だるさや頭痛が起こることもあります。

Q　短縮睡眠で仕事の業績を上げたいのですが

A　睡眠時間を削って、仕事にいそしむことに憧れる人もいますが、短縮睡眠は絶対すすめません。睡眠時間を無理に縮めたところで、睡眠不足でパフォーマンスは低下し、生体リズムも崩れ、体調不良になるのが関の山。結局、何のための試みだったかわからなくなるはずです。本当に仕事のできる人は、睡眠時間をしっかり確保し、日中の活動時間を合理的に配分することを考えています。

また、朝活や早朝出勤も、すべての人におすすめできるわけではありません。朝早く活動するのは気持ちがいいですが、朝活に出て疲労し、午前中から眠くなるようでは、意味がありません。

働き盛りの人は、「社会時間」と「自分時間」をギリギリまで摺り合わせたほうが楽です。

朝は、朝日を浴びることを第一に考えましょう。

Q　アロマやハーブで、安眠できるのですか

A　アロマやハーブは、ヨーロッパで昔から医療に使われてきました。日本では、まだ、医療用として認められていませんが、正しく使えば安眠につながります。

ただ、これは直接、睡眠を誘発するものではなく、あくまでもリラックス状態を高めたり、鎮静効果をもたらすものです。

寝る前にハーブティーを飲んだり、アロマ精油を含ませた綿を枕元に置いたりすると、寝付きやすくなります。マイルドなハーブティーはカモミールやリンデンなどです。アロマは、ラベンダーがポピュラーですが、スギ科の木に含まれるセロドールという物質は効果が非常に高いことがわかっています。寝室の建材として使うとよいでしょう。

アロマやハーブを利用するときは、次の点に注意してください
＊オーガニックな原料で、信頼できる製造元のものを選ぶ。合成品のアロマはＮＧ
＊持病のある人や妊婦にはよくないものがあるので、熟練のアドバイザーに相談する
＊無理に嫌なものを使わないこと。香りや味の好みは体調によって変わる

Ｑ　睡眠サプリって効くのでしょうか

Ａ　サプリは薬ではないので、即、眠れるとはいきません。短くても３〜４か月は続け、必ず、忘れず睡眠日誌につけて効果を見ます。
市販のサプリには、レシチンやグリシンといった睡眠改善効果のある物質を原料としたものや、茶葉に含まれるテアニン、クワン草などの植物から抽出したものなど、様々あります。

買う際には、誇大な広告もあるので、慎重に選びましょう。

Q　ペットと眠ると癒し効果があるんですか

A　愛するペットと共に眠るのは最高の幸せ。確かに精神的には癒やされます。しかし、肉体的には、「貧眠」の素です。ペットに布団の上にドカッと乗られれば、寝返りもしにくく、朝起きたら、腕や肩が痛い。あるいは、早朝に頭を叩かれて起こされるなどするでしょう。

睡眠不足で困っていたけれども、愛犬と寝るのをやめたところ、よく眠れるようになったという相談者の例があります。ペットはかわいいですが、人と動物のけじめはつけなくてはいけません。ペットには、ペットの寝床を用意しましょう。

ペットついでで恐縮ですが、パートナーとダブルベッドで寝る場合も安眠妨害がおきます。相手の寝返りで目が覚めたり、腕や足がぶつかったり、掛け物の引っ張り合いをしたりと、記憶になくても、せわしい眠りになっているのでは。最近、マットが別々のダブルベッドが販売されていますので、それを使うとよいのではないでしょうか。

Q　寝室のカーテンを少し開けて寝ていますが、いいでしょうか

A　寝室のカーテンを少し開けて寝ると、朝日が入り、目覚めやすいことは事実です。しかし、冬と夏では、朝日が入る時刻が違います。夏至と冬至の日の出時刻は、2時間も差があります。カーテンの隙間からの光に頼ると、早く起こされたり、遅くなったりします。ですから、カーテン

は遮光にしておいて、光目覚ましを使うほうがいいでしょう。

Ｑ　毎日、入浴する時間がないので、いいシャワーの仕方を教えてください

Ａ　睡眠には毎日の入浴がいいのですが、時間がない場合は、シャワーでできるだけ体が温まるようにします。大きなバケツを用意し、その中に立ってシャワーをします。バケツの湯が足を温め続けるので、血行がよくなります（バケツが小さいと転倒するので注意してください）。首回り・肩にはしっかり温水を当てます。胃腸の具合がよくない人はお腹と背中も温めましょう。

Ｑ　ワンルームしか借りられませんが、寝室がほしいと思うんです・・・

Ａ　ワンルームでは、寝食が一緒になるので、落ち着きが得られません。そんなときは、夜間だけ部屋を仕切りで分け、空間とインテリアにメリハリをつけることです。折りたたみのパーテーションやカーテンでベッド空間を仕切ります。ベッドサイドには、心を落ち着かせる絵や小物、ムードのある照明を備えるなどして、雰囲気づくりをします。日中は、仕切りは取り払い、ベッドには活気ある柄のベッドカバーを掛けて、覚醒モードに導きましょう。

Ｑ　睡眠に役立つアイテムを教えてください

Ａ　睡眠に役立つアイテムは多種多様、販売されています。睡眠を楽しむアイテムもあります。い

くつか紹介します。

＊睡眠アプリ

計測結果についてのアドバイスがあるもの、食事や運動など総合的に計測できるものをおすすめします。イビキが心配な方は「イビキアプリ」を必ず使用し、医師の診断の参考になるようにしてください。

＊いびき防止用グッズ

乗り物の中やホテルで大イビキでは迷惑千万。そんなときの代用品があります。フェイスサポーター、横向き就寝用グッズ、マウスピースなどです。マウスピースは、睡眠歯科できちんとつくってもらったものを使用します。イビキが軽い場合は、鼻孔テープなどがあります。

＊便利枕

昼寝には昼寝枕、乗り物用にはトラベルピローを使いましょう。トラベルピローは、頭を固定できるので、仮眠の質が上がるというデータがあり、出張の必需品です。

＊お楽しみグッズ

家庭用プラネタリウムやプロジェクターは天井や壁に画像を映し出して、癒しの時間をつくります。目覚まし時計にも面白グッズがたくさんあります。スマホで目覚ましとしている方も多いでしょうが、スマホは寝るとき、ベッドからは離しておくべきなので、目覚まし時計に回帰しましょう。鉄道オタクにうれしい駅メロ目覚ましや消防署や鉄道の職員が使っている定刻起床装置、キャラクターものなど遊び心が満載です。資金に余裕のある方は「変わり種ベッド」で楽しんでみてはいかがでしょうか。

また、眠りを題材としたコトを楽しむのも面白いものです。睡眠はマイナーな分野といっていいので、その知識を得れば、人の知らないうんちくが語れるようになるかもしれません。参考までに著者が面白いと思ったものを挙げてみましょう。

小説　　　（芥川賞受賞作品）「自動起床装置」　辺見庸
映画　　　「夢」　黒澤明監督作品
自然科学の書籍　「チンパンジーは３６５日ベッドを作る」　座馬耕一郎著
文化系書籍　「日本枕考」　清水靖彦著
博物館　　「世界の枕博物館」　札幌　白崎繊維工業内
睡眠に焦点を当てた旅行　　快眠体験ツアー・星の美しい地方・ランプの宿など

その他、音楽、演劇、アート、寝具や工芸品など何でも検索してください。キーワードは、もちろん「睡眠」ですが、文化系では「眠り・ひるね・夢・夜・月・星・布団」など眠り関連のものも入れてみます。

睡眠・眠りを楽しめれば、それに対する意識は向上します。ただ眠るから楽しむ眠りに進んでいくと、睡眠の質はぐっと向上すると思います。

おわりに

本書を読んで、みなさんはどんな感想を抱いていらっしゃるでしょうか。

睡眠の知識を得てみたものの、毎日、睡眠の優等生として過ごすことは、なかなかできることではありません。時に、惰眠を決め込んでしまう日もあるでしょうが、それは人間だから仕方がないし、時に、はめをはずすのも精神衛生上は必要なことです。

ただ、自分が貧眠であることを意識しているかどうか、それが健康と人生にどう影響するのかを知っているどうか、そこには大変な差があります。自分の眠りと日中の生活の関係をいつも心に留めておくこと、つまり、何事にも睡眠からの視点を持つことがとても大切なのです。

以前、「親子ぐっすりセミナー」を開催したことがありました。後日、ある母親から、セミナーの感想が届きました。2歳の娘さんが、その母親に「ママ、夜は静かにする。暗くするんだよ」と言ったので、とてもびっくりしたそうです。幼児にセミナーの内容などわかるはずもありませんが、私が真剣に語っていたことを聞きかじり、何かとても大事なことなんだと本能的にわかったのかもしれません。我田引水の解釈ですが、私たちは睡眠の大切さを、先天的に知っているのかもしれません。

最後に、私がいつもみなさんにアピールしている「睡眠の五カ条」を挙げておきます。

第一条　起きている時間と同じように眠っている時間を大切に。

第二条　人は日中に活動する動物である。
第三条　昼の活動と夜の睡眠は循環している。
第四条　睡眠は、ただの休息ではない。身体活動である。
第五条　睡眠は、心を育む精神活動でもある。

一見、何のこともないこの五カ条。しかし、本書を読んだ方は、その意味を理解していると思います。皆さんが、眠りの真の意味を知り、人生の3分の1に光を当てることで、充実した人生を手に入れるよう心から願っています。

最後に、筆者の睡眠への想いを理解し、本書の出版に尽力してくださったセルバ出版の方と出版の決定に至るまでご協力くださった方々に御礼申し上げます。

２０２０年7月　橋爪　あき

＊著者は、常時、睡眠相談に対応いたしますので、ホームページをご覧の上、気軽にお問い合わせください。

参考文献

・「Worlds of Sleep」Lodewijk Brunt/Brigitte Steger
・「The Promise of Sleep」W.C.Dement
・「ヒトはなぜ人生の3分の1も眠るのか」W.C.Dement 藤井留美訳　講談社
・「睡眠改善学（基礎）（応用講座）」日本睡眠改善協議会　ゆまに書房
・「睡眠とメンタルヘルス」白川修一郎ほか　ゆまに書房
・「眠気の科学」井上雄一／林光緒　朝倉書房
・「睡眠心理学」堀忠雄　北大路書房
・「睡眠障害の対応と治療ガイドライン」内山真　じほう
・「睡眠検定ハンドブック」日本睡眠教育機構監修　全日本病院出版会
・「睡眠学Ⅰ」宮崎総一郎／北浜邦夫編著　北大路書房
・「睡眠こそ最強の解決策である」Matthew.Walker 桜田直美訳
・「病気にならないための時間医学」大塚邦明　ミシマ社
・「時間栄養学」香川靖雄ほか　女子栄養大学出版部
・「疲労の医学」上畑鉄之丞　日本評論社
・「眠りをめぐるミステリー」櫻井武　ＮＨＫ出版新書
・「8時間睡眠のウソ」川端裕人／三島和夫　日経ＢＰ社

・「睡眠障害の子供たち」大川匡子編著　合同出版
・「脳に効く睡眠学」宮崎総一郎　角川ＳＳＣ新書
・「オトコの性生活習慣病」小堀善友　中公新書ラクレ
・「病は寝ている間に治す」山田朱織　学研
・「徹夜完全マニュアル」宮崎総一郎／森国功　中経出版
・「時間の古代史」三宅和朗　吉川弘文館

参考ＵＲＬ

・隠れ不眠ラボ　http://www.brainhealth.jp/suimin
・いい寝フォーラム　http://iineforum.jp
・日経メディカル　三島和夫　https://medical.nikkeibp.co.jp/inc/all/series/mishima/

著者略歴

橋爪　あき（はしづめ　あき）

・一般社団法人日本眠育普及協会　代表理事
・睡眠改善インストラクター（日本睡眠改善協議会認定）
・日本睡眠教育機構上級指導士
・日本睡眠学会会員
・睡眠健康推進機構（公益法人精神・神経科学振興財団内）登録講師
・NPO 法人 SAS ネットワーク理事

慶応義塾大学卒業後、同病院家族計画相談所勤務を経て結婚。子育てと仕事に奮闘するうち、睡眠障害が悪化。独学で睡眠学を学び、インストラクターの資格を取得し、睡眠障害を克服。その経験から、睡眠知識の広報活動を始め、一般社団法人日本眠育普及協会代表として現在に至る。
講演や出版・メディア広報、企業の睡眠企画への協力等の事業を行う。また「睡眠文化」という観点から、感性面でも睡眠に関心を持つ人づくりを進めている。

イラスト　きや めろん　イラストＡＤ　鬼女羅

安眠したいあなたのためのやさしい睡眠講座

2020年 8 月 4日 初版発行

著　者　橋爪　あき ©Aki Hashizume
発行人　森　忠順
発行所　株式会社 セルバ出版
〒 113-0034
東京都文京区湯島 1 丁目 12 番 6 号 高関ビル 5 B
☎ 03（5812）1178　FAX 03（5812）1188
https://seluba.co.jp/
発　売　株式会社 創英社／三省堂書店
〒 101-0051
東京都千代田区神田神保町 1 丁目 1 番地
☎ 03（3291）2295　FAX 03（3292）7687

印刷・製本　モリモト印刷株式会社

Printed in JAPAN
ISBN978-4-86367-595-7